DE
L'IRIDOCYCLITE

DANS

LES TUMEURS INTRA-OCULAIRES

PAR

Le Dr Paul BOUTEILLIER

ANCIEN EXTERNE DES HOPITAUX DE PARIS

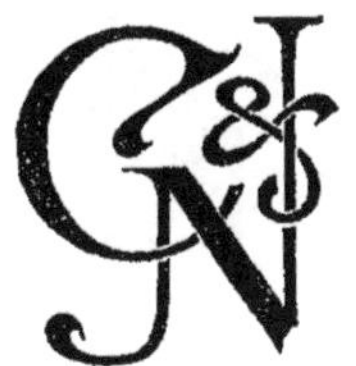

PARIS
GEORGES CARRÉ ET C. NAUD, EDITEURS
3, RUE RACINE, 3

1899

DE

L'IRIDOCYCLITE

DANS

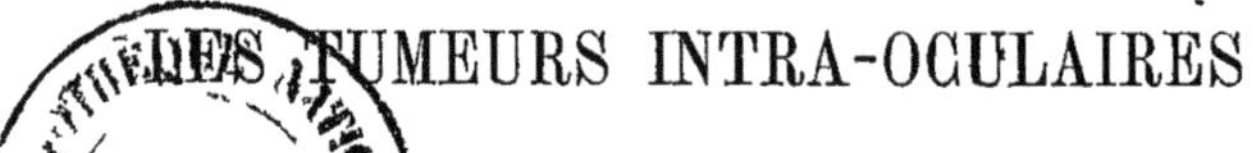

DES TUMEURS INTRA-OCULAIRES

PAR

Le Dr Paul BOUTEILLIER

ANCIEN EXTERNE DES HOPITAUX DE PARIS

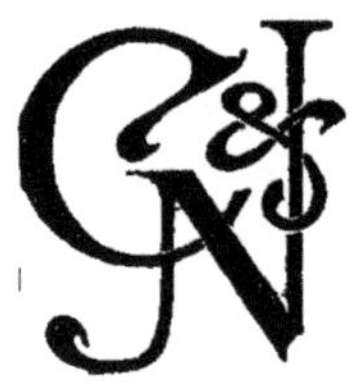

PARIS

GEORGES CARRÉ ET C. NAUD, EDITEURS

3, RUE RACINE, 3

1899

A MON PÈRE ET A MA MÈRE

Témoignage de sincère affection
et de profonde reconnaissance.

A MA SŒUR

A MON BEAU-FRÈRE

A MM. LES Drs PRÉVOST ET HOBON

A MES MAITRES

A MES AMIS

A MON PRESIDENT DE THÈSE

MONSIEUR LE PROFESSEUR TILLAUX

CHIRURGIEN DES HOPITAUX

MEMBRE DE L'ACADEMIE DE MEDECINE

COMMANDEUR DE LA LÉGION D'HONNEUR

AVANT-PROPOS

On sait que les tumeurs intra-oculaires donnent lieu, à un certain moment de leur évolution, à une augmentation de pression et que le stade de perforation, stade terminal de ces tumeurs, est généralement précédé d'une période d'étendue variable mais assez longue de glaucome. Aussi devra-t-on fréquemment se méfier, en présence d'un œil glaucomateux, même sans décollement de la rétine, de l'existence d'un néoplasme dans l'intérieur de l'œil. Il existe des cas assez fréquents où des yeux avec un simple décollement ont été énucléés pour sarcome. D'autre part, un sarcome est resté quelquefois longtemps ignoré, soit qu'il fût caché par la rétine décollée, soit qu'il fût logé dans un œil devenu peu éclairable à la suite de glaucome absolu. Il a pu de cette façon se dérober à l'énucléation précoce qui est la seule conduite à tenir en présence d'une affection de cette nature. De tels faits sont connus de la plupart des ophtalmologistes pour avoir été, de temps à autre, observés dans la pratique et sont consignés dans divers travaux dont nous aurons l'occasion de rappeler les plus importants.

Au point de vue anatomo-pathologique et au point de vue clinique, il est absolument connu que les tumeurs réagissent dans l'œil de façon à lui imprimer avant tout des phénomènes glaucomateux, et la plupart des auteurs se sont attachés à insister sur cette évolution, désormais banale. Cependant il est une autre éventualité qui peut se produire à un stade variable du développement d'une tumeur intra-oculaire. Aussi doit-on se garder, d'une manière absolue, de croire qu'un néoplasme ne peut occasionner que du glaucome. Il existe, en effet, des cas où une violente inflammation s'est développée dans le tractus uvéal sous forme d'une iridocyclite. Ces faits sont rares mais, en somme, importants au point de vue anatomo-pathologique et au point de vue clinique. En effet, qu'un malade consulte en pleine iridocyclite, il sera difficile de penser à une tumeur si l'on n'a été prévenu de l'éventualité possible d'une pareille complication et si l'on n'est pas au courant des diverses modalités qu'elle peut présenter. Nous connaissons des observations dans lesquelles, la tumeur ayant été constatée à l'avance et bien visible à l'ophtalmoscope, il s'est produit ultérieurement, l'énucléation ayant été refusée, une iritis tellement violente qu'elle a abouti à l'occlusion pupillaire par un exsudat. L'examen du fond de l'œil était rendu de cette façon tout à fait impossible.

Il existe enfin des cas où un sarcome a pu entraîner une ophtalmie sympathique.

Nous nous sommes donc attaché à réunir ces faits qui, pour être assez rares, n'en sont pas moins des plus réels. Nous avons essayé d'extraire du relevé de dix-huit observations des renseignements, sur l'époque d'apparition, la forme clinique, le diagnostic et le traitement de l'iridocyclite dans les tumeurs intra-oculaires.

Nous chercherons surtout à ne conserver que les observations où des synéchies iriennes étaient manifestes et où, d'autre part, la réalité de la tumeur était vérifiée.

Mais, avant d'entreprendre ce travail, nous devons, obéissant autant à nos sentiments qu'à la tradition, remercier tous ceux qui, pendant le cours de nos études médicales, ont bien voulu nous guider de leurs conseils et nous éclairer de leurs lumières.

Nous vouons une éternelle reconnaissance à M. le Dr Léon Labbé, notre premier maître, dans le service duquel nous avons appris les éléments de la chirurgie et qui, en maintes circonstances, a bien voulu se souvenir de nous.

Nous adressons nos plus sincères remerciements à M. le Dr Audhoui, qui nous a initié aux difficultés de l'auscultation.

Favorisé par le sort, nous avons passé un an comme externe chez M. le D[r] Th. Anger, à l'hôpital Beaujon. De ce maître nous garderons toujours le souvenir le plus cher. Nous avons eu la bonne fortune de rencontrer dans son service M. le P[r] agrégé Lejars, alors son assistant, qui nous a habitué à observer rigoureusement les règles de l'asepsie et de l'antisepsie. Il nous a rendu là un service que nous n'oublierons pas.

M. le P[r] agrégé Letulle a été notre maître pendant

notre dernière année d'externat, nous avons goûté pendant trop peu de temps le charme de son enseignement.

M. le Pr PINARD et M. le Dr JULES SIMON ont droit à notre vive gratitude pour tout le profit que nous avons tiré de leurs leçons, à la Maternité et à l'Hôpital des Enfants Malades.

Nous tenons à remercier MM. les Drs CHEVALLEREAU et KALT pour le bienveillant accueil qu'ils nous ont fait à la clinique des Quinze-Vingts.

M. le Dr MARTHA nous permettra de lui exprimer ici toute notre reconnaissance. Grâce à lui nous avons pu, à sa consultation de l'Hôtel-Dieu, nous habituer à examiner le larynx, le nez et les oreilles.

Nous remercions particulièrement M. le Dr TERSON, ancien chef de la clinique ophtalmologique de l'Hôtel-Dieu, à qui nous avons demandé le sujet de notre thèse.

Nous prions M. le Pr TILLAUX, de bien vouloir agréer l'expression de notre profond respect et nos remerciements pour le grand honneur qu'il nous à fait de présider à la soutenance de notre thèse.

ÉTIOLOGIE

Nous n'avons pu réunir que trois observations complètes d'iridocyclite survenues dans un œil contenant une tumeur. M. Terson a eu l'obligeance de nous fournir, sur ce sujet, quelques notes concernant deux faits qu'il a observés. Nous en reproduisons en outre dix autres incomplets.

Presque toujours on a trouvé à l'examen des yeux énucléés une tumeur maligne. Dans un seul cas il s'agissait d'un angiome caverneux de la choroïde.

Le sarcome est signalé neuf fois et le gliome deux fois seulement. Il est vrai que, dans les analyses bibliographiques de Wintersteiner, nous avons lu quatre observations de gliome dans lesquelles on signale des phénomènes inflammatoires, mais sans en spécifier la nature.

Guende a observé des symptômes de cyclite à répétition dans un œil qui contenait une tumeur métastatique. Quand la malade vint consulter elle était atteinte des deux affections. L'œil avait été trois mois auparavant traumatisé. L'état général était mauvais, il y avait un véritable envahissement néoplasique. La tumeur ne fut constatée qu'à l'ophtalmoscope, il n'y eut pas d'examen histologique.

Dans la grande majorité des cas les néoplasmes, dont nous venons de parler, siégeaient dans la choroïde ou la rétine.

Limbourg est le seul auteur qui ait trouvé une tumeur de l'iris. A ce propos nous devons signaler la coïncidence fréquente de l'iridocyclite avec les lymphomes de cet organe. Nous trouvons, en effet, ces quelques lignes dans le traité de M. le Pr Panas(1) : « Le nombre et le siège des lymphomes est variable. C'est ainsi que, discrets ou confluents, on les rencontre parfois profondément situés entre le stratum uvéal et la couche vasculaire, tandis qu'ailleurs ils sont sous la limitante antérieure et par conséquent superficiels.

« Dans ce dernier cas, ils apparaissent sous forme de nodules multiples gris, transparents, entourés d'un réseau vasculaire nettement visible. Avec un siège plus profond, le néoplasme échappe nécessairement aux investigations, mais alors, des signes d'iritis chronique, avec trouble du vitré et organisations rapides d'exsudations pupillaires, ne tardent pas à se manifester et à mettre sur la voie. »

Comme nous le voyons, des phénomènes inflammatoires ont coïncidé avec des tumeurs de diverse nature. Toutefois, c'est dans le sarcome et le gliome qu'on les a rencontrés le plus souvent.

---

(1) Traité d'ophtalmologie, tome I.

L'iridocyclite sympathique produite par une tumeur, intra-oculaire, a été également signalée comme un accident exceptionnel. Fuchs dans sa monographie n'en mentionne que six cas (Pagenstecher, Knies, Lawrence, Schuppel, Knapp et Noyes).

Divers auteurs ont publié depuis d'autres faits. Nous reproduisons en tout neuf observations d'ophtalmie sympathique déterminée par un sarcome du tractus uvéal.

L'œil primitivement atteint et qui a donné naissance à l'affection de son congénère présentait le plus souvent dans son intérieur des lésions inflammatoires. L'inflammation avait été quelquefois si intense qu'elle avait amené l'atrophie de l'œil.

Dans d'autres cas, le sarcome s'est développé dans des yeux atrophiés et a produit consécutivement l'affection de l'œil opposé. Berger, dans son livre sur l'Anatomie normale et pathologique de l'œil, dit qu'il existe dans la science six cas de ce genre. Il en rapporte lui-même deux qui ont été observés en Allemagne. Les renseignements cliniques qu'on lui a donnés ne sont pas précis; dans l'un, on dit seulement que l'œil était douloureux à la pression.

Schuppell donne lui aussi une observation dans laquelle il s'agit d'un œil devenu phtisique à la suite d'une violente inflammation; une tumeur s'était développée dans le moignon et paraissait avoir produit l'affection sympathique.

Nous devons mentionner un fait relaté par Milles, dans lequel l'œil, distendu par la tumeur, finit par se perforer au niveau de la cornée ; l'autre œil se prit peu de temps après cet accident. On doit évidemment ici considérer la perforation comme la cause déterminante de l'ophtalmie sympathique.

Les malades, dont nous rapportons l'histoire et qui eurent des phénomènes d'iridocyclite coïncidant avec une tumeur intra-oculaire, avaient atteint un âge assez avancé (45 à 55 ans), un était plus jeune (7 ans et demi) (Limbourg). Parmi ceux qui eurent l'ophtalmie sympathique, cinq avaient de 22 à 36 ans, deux étaient âgés l'un de 40 ans, l'autre de 49 ans.

La plupart des auteurs ne donnent pas de détails sur les antécédents de leur malade. Limbourg dit que le sien avait été faible et rachitique pendant sa première enfance, deux de ses frères et son père étaient morts de la poitrine. Il n'y avait, dit-il, aucune raison de soupçonner la syphilis.

SYMPTOMATOLOGIE

Toute tumeur intra-oculaire se manifeste pendant une première période par un certain nombre de signes qui sont tous classiques et sur lesquels nous n'avons pas à insister. Mais à la deuxième période de leur évolution, il peut survenir une iridocyclite.

Généralement celle-ci apparaît longtemps après le début présumé des accidents ou la constatation du néoplasme par l'oculiste. Ainsi, selon Fuchs et Vossius, elle se serait montrée un an, deux ans après les troubles de la vue. M. Terson, de Toulouse, avait diagnostiqué la tumeur plus d'un an avant l'apparition des synéchies.

D'autres fois au contraire, la complication survient plus rapidement au bout de six semaines (Limbourg) ou plusieurs mois (Terson).

Les renseignements que nous possédons ne nous permettent pas de dire s'il y a eu, dans tous les cas, avant son apparition des accidents glaucomateux. M. Terson a cependant trouvé la tension un peu surélevée. Fuchs dit avoir constaté, à l'examen anatomique de l'œil énucléé, certaines lésions que l'on rencontre dans des yeux ayant été pendant la vie atteints d'augmentation de pression.

Les diverses formes que revêt l'iridocyclite spontanée semblent pouvoir se montrer dans celle qui coexiste avec une tumeur intra-oculaire.

M. Rochon-Duvigueaud, dans un article de la *Gazette des Hôpitaux,* dit que si quelques synéchies peuvent quelquefois se rencontrer avec des tumeurs intra-oculaires, il ne faut pas pour cela parler d'iritis. Ces mêmes synéchies se voient, dit-il, fréquemment avec l'iris atrophié des glaucomes les plus typiques et ne sont que l'une des conséquences de l'atrophie irienne.

Nous avons trouvé, en effet, des cas dans lesquels un iritis simple a coïncidé avec un glaucome symptomatique d'une tumeur.

Y avait-il une véritable inflammation de l'iris? Nous laissons a d'autres plus compétents le soin de résoudre ce point délicat.

Dans un de nos cas, le malade était porteur d'une tumeur diagnostiquée depuis plus d'un an et sans aucune adhérence de l'iris et avec un tonus légèrement suréleve. Lorsqu'il revint a la clinique on constata la présence de synéchies postérieures assez nombreuses, mais n'oblitérant pas la pupille. Il y avait une perforation de la sclerotique dans le voisinage du muscle droit supérieur. La tumeur après avoir passé par cette brèche s'étendait sous la conjonctive. La tension de l'œil était à peu de chose près normale, probablement à cause de l'oblitération incomplète de la solution de continuité par le bourgeon néoplasique (Terson).

Nettleship rapporte un cas de leucosarcome de la choroïde avec affection commençante de l'iris. Celle-ci était assez légère, on voyait simplement quelques adhérences de l'iris avec la cristalloïde antérieure, la pupille était légèrement irrégulière, mais assez large. En revanche, l'injection conjonctivale et sclérale était très marquée ; les paupières étaient tuméfiées.

M. Panas a vu éclater des accidents d'iridocyclite avec élévation du tonus dans un œil qui contenait un angiome caverneux de la choroïde.

Nous n'avons rencontré qu'un seul cas d'iritis séreuse qui a coïncidé avec un leucosarcome de l'iris (Limbourg). Il y avait tous les signes classiques de cette variété d'iritis : injection périkératique, nombreux et légers dépôts sur la membrane de Descemet. La pupille était irrégulière mais, grâce à l'atropine elle devint ovale. Les autres parties du fond de l'œil ne purent pas être examinées, on n'en donne pas la raison. La tension intra-oculaire était élevée.

Nous ne nous sommes occupés jusqu'à présent que de complications qui surviennent assez rarement ; nous allons étudier maintenant l'iridocyclite plastique dont la physionomie est bien tranchée et qui est signalée dans les tumeurs par un plus grand nombre d'auteurs. (Fuchs, Vossius, Pagenstecher, Terson, etc.).

Dans cette forme, contrairement à ce qui a lieu pour les précédentes, le malade éprouve de violentes douleurs qui s'irradient dans le front et dans la tempe.

D'après Vossius, avant de devenir fréquentes et vives, elles survenaient tous les mois sous forme de crises.

Un temps variable après ces phénomènes douloureux on constate des lésions du côté de l'œil.

Les paupières sont ordinairement normales, quelquefois elles sont un peu gonflées ou fermées par une contraction spasmodique.

Le globe de l'œil était légèrement saillant dans le cas de Fuchs. Cet auteur insiste à ce propos sur la production rapide de l'exophtalmie et l'oppose à l'évolution lente de la propulsion de l'œil par une tumeur rétro-oculaire. Chez son malade le phénomène se montra en une nuit. Pour Fuchs, il y avait eu une exsudation de l'espace de Tenon ; l'énucléation lui a permis de vérifier l'exactitude de cette hypothèse.

La conjonctive est fortement injectée, les vaisseaux conjonctivaux et ciliaires antérieurs sont gorgés de sang, ils sont sinueux.

La cornée terne ou légèrement trouble est quelquefois vascularisée, insensible : on voit parfois des condensations sur la membrane de Descemet.

L'iris est le plus souvent projeté en avant et la chambre antérieure peu profonde.

L'humeur aqueuse conserve la plupart du temps sa transparence, mais quelquefois aussi elle devient trouble.

La pupille et l'iris sont recouverts par une exsudation vert de gris sale, d'autres fois la pupille est obstruée par une masse jaune verdâtre.

L'iris trouble, hyperémié, arrive au bout d'un certain temps à s'atrophier. Fuchs rapporte que chez son malade il était réduit à une bande de 2 millimètres. Vossius dit que l'atrophie portait seulement sur la partie ciliaire de cet organe. On trouvait à ce niveau de petites bosses jaunâtres. Fuchs insiste sur ce fait que, dans l'iridocyclite produite par une tumeur intra-oculaire, la pupille n'est jamais aussi rétrécie que dans l'iridocyclite spontanée. Cependant, dans une observation de M. Terson il en était autrement :

La tumeur existait déjà depuis plusieurs mois avant l'apparition des synéchies. Le malade refusa l'énucléation et, trois mois après, il revint avec des synéchies iriennes nombreuses, un exsudat pupillaire abondant et des douleurs très vives. La pupille était tellement oblitérée par l'iritis qu'on n'aurait jamais pu faire le diagnostic si l'on n'avait vu le néoplasme auparavant. La tension était un peu au-dessus de la moyenne.

Le cristallin a pu être examiné par Fuchs, il était trouble, gonflé et recouvert d'efflorescences punctiformes de couleur gris verdâtre.

L'œil est d'ordinaire douloureux au toucher. La tension est tantôt plus grande, tantôt au-dessous de la normale.

Exceptionnellement on a vu survenir un hypohéma (Pagenstecher). Freudenthal mentionne lui aussi des hémorragies dont l'une comblait la chambre antérieure et était peut-être due à l'iritis, dont l'autre, située autour de la tumeur, provenait peut-être des vaisseaux de cette dernière.

Grolmann, dont l'observation est consignée dans le

livre de Wintersteiner, a vu se produire un hypopyon dans un œil qui contenait un gliome. Malgré les ponctions répétées, le pus se reformait sans cesse.

En somme, dans les cas où, par opposition à la période purement glaucomateuse et classique des tumeurs intra-oculaires, il se produit des synéchies iriennes, on peut observer l'iritis et l'iridocyclite sous trois formes différentes.

Tantôt, après une période de glaucome et d'évolution du néoplasme pouvant aboutir même à la perforation de l'œil, on constate la formation *discrète* de quelques adhérences de l'iris.

D'autres fois, avec ou sans glaucome préalable, une violente poussée inflammatoire se manifeste et amène des douleurs très vives. La pupille peut être oblitérée par des exsudats plastiques au point d'empêcher toute exploration dans l'intérieur de l'œil.

Dans des cas rares, un hypohéma ou un hypopyon peuvent se montrer.

Enfin, dans une dernière variété plus grave encore, l'iridocyclite revêt la forme sympathique.

Ophtalmie sympathique. — Le moment où l'on voit apparaître les symptômes de cette affection est des plus variables.

Dans les observations de Brailey, Freudenthal, Knies, Hirschberg, elle survint avant l'ablation de l'œil qui contenait la tumeur. La malade de Brailey se plaignait, à son arrivée à la Clinique, de troubles de l'œil gauche qui duraient depuis deux ans ; il y avait six semaines seulement que l'œil droit était atteint.

Pagenstecher rapporte que l'ophtalmie sympathique survint un an après le début des accidents. Les autres auteurs ne donnent pas de renseignements.

Suivant Holtz, Milles, l'œil opposé se prit dix jours ou trois semaines après l'opération. La tumeur avait manifesté sa présence quelques mois avant qu'on intervînt.

Dans les cas où l'œil néoplasique a été lui-même le siège de phénomènes inflammatoires très marqués, l'ophtalmie sympathique s'est développée trois semaines ou quelques mois après leur éclosion (Freudenthal, Pagenstecher).

Dans les lignes qui précèdent, nous nous sommes basés, pour déterminer la date d'apparition de l'iridocyclite sympathique, sur la constatation des symptômes de celle-ci par l'oculiste. Mais il est évident que là, comme dans toute affection de ce genre, il pouvait exister depuis quelque temps déjà des troubles du côté de l'œil. Diverses observations nous en donnent la preuve. Certains malades se plaignaient de voir passer, par intermittences, un léger brouillard ; d'autres sentaient leur vue s'affaiblir. Tous supportaient difficilement la lumière. Ces phénomènes prodromiques semblent s'être prolongés pendant un temps quelquefois fort long, huit mois dans un cas. En revanche, Freudenthal dit qu'en l'espace de quatorze jours son malade ne pouvait plus se conduire tellément l'affection avait été rapide et violente.

Lorsque l'inflammation sympathique fait son apparition, les signes subjectifs augmentent et l'on voit apparaître les signes Objectifs de l'iridocyclite. Dans les observations, celle-ci a varié beaucoup d'intensité et nous pouvons à ce point de vue en distinguer trois formes.

Dans une première variété, l'iris ne paraît pas avoir été touché et, bien que ces faits ne rentrent pas d'une façon directe dans notre sujet, nous avons cru bon de les signaler.

Milles a constaté l'existence de fins et légers dépôts sur la membrane de Descemet, marqués surtout au centre et à la partie inférieure. On ne voyait aucune congestion ciliaire, la pupille était large et réagissait bien à la lumière. Deux petits points pigmentés existaient sur la capsule antérieure.

Chez la malade de Brailey, l'iris était indemne de toute adhérence, bien qu'il fût terne et qu'il existât de l'injection ciliaire. Il y avait une névrite optique très nette. La tension était normale.

Dans une deuxième forme (Pagenstecher, Holtz), l'affection de l'iris était des plus manifestes et coïncidait dans un cas avec des lésions du fond de l'œil. Celles-ci marquèrent le début de la maladie dans l'observation de Pagenstecher : l'ophtalmoscope permit de constater tout d'abord la rougeur et l'inflammation de la papille dont les bords avaient disparu ; la rétine avoisinante était œdématiée et les vaisseaux se voyaient à peine ; à la périphérie elle était normale. Les parties externes de l'œil étaient alors intactes. Mais bientôt il se produisit un chémosis conjonctival intense, l'humeur aqueuse se troubla et on observa de nombreuses synéchies postérieures. Le corps vitré était devenu très trouble et certains vaisseaux rétiniens étaient entrecoupés.

Holtz constata des adhérences multiples de l'iris avec la capsule antérieure. Celles-ci furent d'ailleurs facilement rompues par l'atropine et laissèrent leur trace sous la forme d'un cercle pigmenté. En dehors de celui-ci, il y avait, sur la cristalloïde, une membrane très visible à l'éclairage oblique et formée de fibres minces et courtes d'une couleur brun clair. Il n'y avait aucune lésion ophtalmoscopique.

D'après ce qui précède, nous voyons qu'à côté de la forme iritique, on peut voir une forme caractérisée par l'inflammation de la papille. D'autres fois l'iritis et la papillite coexistent ; Pagenstecher nous en donne un exemple frappant. Du reste, ces symptômes se rencontrent dans l'ophtalmie sympathique traumatique.

Dans une troisième variété enfin, les synéchies sont compliquées d'occlusion pupillaire (Freudenthal, Hirschberg). On a trouvé dans ces cas de l'injection ciliaire, une cornée claire, une chambre antérieure peu profonde. La pupille rétrécie était comblée par une membrane blanchâtre. La tension était un peu diminuée chez le malade de Freudenthal, un peu augmentée chez celui d'Hirschberg.

La lumière était cependant perçue dans toutes les directions. Les doigts étaient vus à une petite distance.

MARCHE

Il nous faut maintenant indiquer comment évoluent les phénomènes inflammatoires dans les tumeurs intraoculaires. Nous ne possédons malheureusement sur ce sujet que fort peu de renseignements. Dans la plupart des cas, en effet, on s'est gardé avec juste raison de laisser se développer le néoplasme et l'on a pratiqué de bonne heure l'énucléation.

Tous les auteurs s'accordent à dire que l'iridocyclite plastique qui coıncide avec une tumeur peut déterminer l'atrophie transitoire et même la phtisie du globe oculaire. Graefe et Schobl rapportent deux cas dans lesquels celle-ci se produisit. Le néoplasme, un gliome, semblait arrêté dans son évolution, mais quelques mois après, il augmentait de nouveau de volume. Toutefois Graefe est porté à croire que le gliome était consécutif à l'iridocyclite.

Fuchs, Graefe, etc., ont observé l'atrophie du globe à la suite d'accidents inflammatoires survenus dans un œil qui contenait un sarcome. Ils expliquent ce phénomème par la rétraction des couennes inflammatoires.

Quant à l'ophtalmie sympathique dans les tumeurs, elle a eu dans quelques cas une terminaison favorable.

Le malade de Milles était guéri un mois après le début des accidents. Quand Brailey revit le sien, au bout de neuf mois, il n'y avait plus trace de névrite. Dans ces deux observations il s'agissait, il est vrai, d'une affection légère.

Pagenstecher, qui observa des symptômes beaucoup plus intenses sur l'œil sympathisé, constatait encore, sept mois après, quelques points sur la membrane de Descemet. Enfin dans le cas de Holtz, l'affection qui avait diminué d'intensité, douze jours après le début, reprit de plus belle sous l'influence d'un léger traumatisme mais disparut peu à peu, après une série de rechutes successives, au bout de quatre mois.

Dans deux observations, la maladie eut des conséquences beaucoup plus fâcheuses. Freudenthal dit que l'œil se perdit mais dans des conditions spéciales. On pratiqua l'iridectomie à cause de l'occlusion pupillaire, il y eut infiltration des bords de la plaie, hypopyon, etc., et perte complète de l'œil.

Dans le cas mentionné par Hirschberg, l'œil s'atrophia de lui-même. Mais la plaie consécutive à l'énucléation ne fut pas traitée d'une façon très antiseptique, on ne sait pas d'ailleurs s'il s'agissait d'une vraie ophtalmie sympathique.

La marche de l'affection de l'œil sympathisé a-t-elle été influencée par l'ablation de l'œil qui contenait la tumeur ?

Cette influence n'a pas été des plus manifestes. Dans l'observation d'Hirschberg, le mieux se fit sentir, il est vrai, après l'opération, mais fut de courte durée. Il y a même un cas où l'ophtalmie sympathique a augmenté d'intensité après l'opération; elle a pourtant guéri (Pagenstecher).

Le traitement prescrit contre la maladie se composait presque exclusivement d'atropine. On ne mentionne pas l'emploi de préparations mercurielles.

ANATOMIE PATHOLOGIQUE

L'anatomie pathologique de l'iridocyclite dans les tumeurs intraoculaires se compose actuellement des examens histologiques de Limbourg, Fuchs et Vossius. Les yeux correspondant aux cas de M. Terson n'ont pas encore été examinés au microscope.

Nous allons passer en revue les diverses transformations qui ont été trouvées.

Limbourg a eu la bonne fortune d'examiner un œil atteint de leucosarcome de l'iris qui s'était compliqué depuis peu d'iritis séreuse.

La cornée contenait de nombreuses cellules dans ses espaces interlamellaires, mais il s'agissait peut-être de troubles postérieurs à l'énucléation.

On trouvait des dépôts sur la face postérieure de la cornée, sur l'iris et sur la capsule antérieure du cristallin. Sur la cornée, ils affectaient une forme irrégulière, les uns étaient aplatis et diffus, les autres plus gros et plus circonscrits. Ils étaient dépourvus de tout pigment. Au-dessous d'eux l'épithélium de la membrane de Descemet avait disparu. Leur constitution ne différait en rien de celle qu'on connaît.

Sur l'iris et sur la face antérieure de la tumeur ils

se trouvaient constitués à la fois par des productions de l'iritis séreuse et par des cellules néoplasiques.

Sur la cristalloïde ils étaient très pigmentés mais en petit nombre et occupaient l'aire pupillaire.

La partie de l'iris, qui n'était pas envahie par la tumeur, présentait une abondante infiltration de cellules rondes qui se trouvaient réparties dans le stroma d'une façon assez régulière. La couche pigmentaire de l'iris était normale.

Le corps ciliaire présentait, lui aussi, une infiltration cellulaire très marquée, identique à la précédente. On ne pouvait savoir exactement où finissait la tumeur et où commençait l'inflammation.

La choroïde était atteinte à un degré insignifiant.

La zonule présentait également dans son intérieur de nombreuses cellules rondes et des débris pigmentaires.

Les mailles du ligament pectiné étaient aussi atteintes par l'inflammation, les cellules rondes s'étendaient dans le canal de Schlemm.

La tumeur siégeait dans la région supéro-interne de l'iris mais elle en infiltrait une beaucoup plus grande partie. Elle intéressait les parties adjacentes du corps ciliaire, gagnait la naissance du muscle ciliaire et entourait le canal de Schlemm. Cette dernière disposition expliquait aisément l'augmentation de pression dont cet œil avait été atteint. On trouvait des particules de la tumeur jusque dans la pupille.

Il s'agissait d'un leucosarcome formé de cellules fusiformes et d'un petit nombre de cellules rondes.

Fuchs et Vossius donnent des descriptions qui offrent entre elles beaucoup de ressemblance et dans lesquelles, en plus des lésions inflammatoires, il y avait des lésions atrophiques.

Dans le cas de Fuchs, la surface de la cornée n'était pas partout unie; en certains endroits, la membrane de Bowman faisait défaut ainsi que quelques parties environnantes. Il en résultait des cavités recouvertes par l'épithélium cornéen. Sur les bords de la cornée on voyait des vaisseaux de nouvelle formation.

L'iris était accolé à la cornée, mais ni au centre, ni à la périphérie, il ne contractait d'adhérence avec elle.

La pupille était obturée par une membrane composée de fibrilles et de très nombreuses cellules rondes fortement pigmentées.

Une exsudation solide remplissait la chambre postérieure et comblait aussi l'espace compris entre le corps ciliaire et la face postérieure du cristallin. Par ces couennes cyclitiques, l'iris était soudé, par toute sa surface postérieure, à la capsule antérieure. Les prolongements ciliaires et la rétine décollée étaient unis au corps ciliaire et au cristallin. Celui-ci était complètement plongé au milieu de l'exsudat, dans l'intérieur duquel on trouvait des fibres longues, épaisses renfermant des noyaux et un petit nombre de fibres courtes ramifiées. Entre ces éléments existaient des cellules rondes et de grosses cellules pigmentées et irrégulières. Il y avait aussi des vaisseaux de nouvelle formation.

A l'examen microscopique l'iris se montrait atrophié,

réduit à une bande de 3 millimètres, et rempli de cellules rondes (Iritis).

Dans le muscle ciliaire, les fibres musculaires étaient remplacées par de minces fibrilles dans l'intervalle desquelles on trouvait de nombreuses cellules rondes. Les vaisseaux étaient d'une grosseur extraordinaire et gonflés de sang (inflammation dans un muscle atrophié). Les procès ciliaires étaient amincis, étirés et fortement projetés en avant.

La choroïde participait elle-même à ce processus inflammatoire. La suprachoroïde seule avait atteint une épaisseur de 0,55 Mm. Entre ses lames, il y avait des cellules rondes et une exsudation amorphe. Dans la région de l'équateur, l'infiltration inflammatoire de la membrane se transformait peu à peu en une infiltration sarcomateuse.

Dans la sclérotique on voyait quelques amas de cellules rondes et pigmentées.

Le corps vitré avait entièrement disparu.

Le cristallin avait conservé sa forme ; il montrait dans la substance corticale les changements caractéristiques de la cataracte.

La tumeur occupait toute la partie du globe située en arrière du cristallin. Elle avait pris naissance dans la partie postérieure de la choroïde. C'était un sarcome mou composé de cellules fusiformes et de cellules rondes. On voyait dans certaines de celles-ci de petits grains de pigment brun.

On se trouvait donc en présence d'une iridocyclite plastique avec atrophie de l'iris et du corps ciliaire et avec agglutination des parties isolées du secteur antérieur de l'œil par une exsudation plastique.

Les lésions que Vossius a constatées diffèrent seulement des précédentes par quelques points spéciaux sur lesquels nous allons insister.

L'infiltration de l'iris n'était pas uniforme comme précédemment ; on voyait, en certains endroits, des cellules rondes agglomérées sous forme de petits amas circonscrits. La couche pigmentaire, considérablement épaissie, s'arrêtait dans sa continuité vers la partie moyenne où elle n'était indiquée que par des points pigmentés peu nombreux. La face antérieure de l'iris était recouverte d'une couche exsudative qui passait d'un bord à l'autre de la pupille.

Le cristallin, qui montrait des lésions de cataracte, n'était pas englobé dans une couenne inflammatoire, mais celle-ci comblait la chambre postérieure et faisait adhérer l'iris avec la cristalloïde.

Autour du canal de Schlemm et des vaisseaux ciliaires perforants antérieurs il y avait une abondante infiltration de cellules.

La choroïde, au lieu d'être hypertrophiée comme dans le cas de Fuchs, était, dans sa partie antérieure, réduite à l'épaisseur d'un cheveu. L'atrophie portait surtout sur la couche des vaisseaux.

La cornée montrait une grande richesse en cellules et les lésions caractéristiques du pannus.

La tumeur, de couleur brunâtre, occupait la partie postérieure du globe à partir de l'équateur et empiétait en arrière sur le nerf optique à travers le trou sclé rotical. Un autre petit noyau néoplasique se trouvait sur la sclérotique à la partie inférieure. Toutes ces tumeurs contenaient de nombreuses cellules pigmentaires et un petit nombre de cellules incolores.

Dans un cas d'iridocyclite qui a coïncidé avec un gliome, Schobl a trouvé les mêmes lésions essentielles. Cornée riche en cellules, iris infiltré, exsudation pupillaire, boules de myéline dans le cristallin, derrière cet organe, couennes cyclitiques. Corps vitré rempli de cellules gliomateuses nécrosées. Choroïde fortement épaissie et infiltrée, de même que le nerf optique, de cellules néoplasiques récentes.

D'après les observations dans lesquelles on rapporte l'examen histologique de la tumeur, on voit que celle-ci a eu une constitution assez variable. Tantôt il s'agissait d'un sarcome pigmenté, souvent mélanique, composé uniquement de cellules rondes ou fusiformes ou bien possédant à la fois ces deux éléments (Fuchs, Pagenstecher, Knapp, Brailey, Freudenthal). Tantôt au contraire, c'était un sarcome sans pigment (Nettleship, Nieden, Limbourg). Ce dernier auteur a constaté dans l'intérieur du néoplasme l'existence de cellules rondes et fusiformes.

Graefe et Schöbl ont trouvé un gliome rétinien.

Ajoutons que MM. Panas et Rémy ont observé un angiome caverneux de la choroïde.

On pourrait voir des kystes iriens.

Ophtalmie sympathique. — Dans les yeux sarcomateux qui ont provoqué l'ophtalmie sympathique il existait des traces très nettes d'inflammation.

Brailey signale dans la choroïde et le corps ciliaire des lésions caractéristiques, pour lui, de la choroidite maligne qui produit l'ophtalmie sympathique. L'iris était en outre adhérent au cristallin et rempli de cellules rondes.

La tumeur occupait la partie supérieure et interne de la choroïde, son bord empiétait sur la papille et l'entourait complètement.

D'après Pagenstecher, l'œil atrophié montrait une infiltration de la choroïde et contenait des couennes inflammatoires.

Dans le cas de Milles, outre l'inflammation de la choroïde et du corps ciliaire, on voyait, dans le corps vitré, un amas de matière grisâtre constitué par du pus caséifié. Celui-ci se trouvait au-devant du néoplasme qui naissait de la choroïde près du côté temporal de la papille.

Hirschberg seul n'indique pas de lésions inflammatoires, mais en revanche, il mentionne l'existence d'une tumeur retro-oculaire. L'œil était buphtalmique, une néoformation mélanique soulevait la sclérotique à la partie supérieure. La choroïde, tout entière, était transformée en une masse composée de quatre lobes. On trouvait, dans le tissu orbitaire enlevé, des productions sarcomateuses. L'examen histologique n'a pas été fait.

Les autres auteurs ne signalent pas de solution de continuité des enveloppes de l'œil.

D'après la plupart des descriptions, la tumeur paraît avoir été un mélano-sarcome de la choroide. Freudenthal dit simplement que le néoplasme d'une couleur grise contenait des cellules fusiformes.

M. Deutschmann a trouvé un sarcome sans pigment.

Nous devons maintenant insister sur l'état du nerf optique.

Deux fois il était envahi par la tumeur ; Brailey dit que les cellules néoplasiques s'étendaient dans son intérieur à une distance de deux millimètres. Milles signale simplement une légère pigmentation qui s'arrêtait bien avant la surface de section du nerf.

Rappelons que M. Ém. Berger, dans un cas (sarcome dans un œil atrophié à la suite d'une blessure), a constaté que le nerf était envahi par la néoplasie.

Holtz a vu les gaines fortement gonflées. Elles présentaient de nombreuses cellules embryonnaires réparties dans le tissu conjonctif. L'espace intervaginal était distendu et renfermait de la fibrine et des globules blancs.

Dans le cas de M. Deutschmann, l'œil sympathisant contenait des micro-organismes qui avaient fusé jusque dans le tronc du nerf optique.

Les autres auteurs parlent simplement de l'atrophie du nerf.

PATHOGÉNIE

Au point de vue pathogénique, on peut proposer plusieurs hypothèses, et elles peuvent être toutes vraies, le cas échéant.

1° La tumeur appelle sur l'œil les microbes ou les toxines de la circulation générale ou ceux qui ont pu y être introduits fortuitement (grippe, influenza, suppurations viscérales, etc.). C'est là le mécanisme invoqué par divers auteurs et en particulier par M. le Pr Panas pour l'ophtalmie sympathique en général (Rapport de la *Société française d'ophtalmologie,* 1897). Cette hypothèse semble la plus vraisemblable, jusqu'à plus ample informé, dans les cas qui nous occupent; on remarquera, à ce propos, le fait de Deutschmann où l'examen bactériologique a été fait (voir page 76 de notre thèse.)

2° Il n'y aurait qu'une coincidence d'iritis avec la tumeur chez des sujets syphilitiques, rhumatisants, endo-infectés, etc. Gama Pinto (1) a, en effet, publié un

(1) Intra-ocul Tum. Netzhautgliome, Wiesbaden, 1886.

cas de gliome rétinien qui s'était compliqué de tuberculose.

Nous ferons remarquer que la syphilis et le rhumatisme peuvent ne pas être décelés et qu'il en était ainsi dans trois de nos observations (Terson, Limbourg) ;

3° Enfin, ce serait la tumeur elle-même qui engendrerait des produits irritants, a la manière des toxines, et occasionnerait l'iridocyclite. On sait que, dans certains sarcomes orbitaires, la papille prend non seulement l'aspect de la stase mais quelquefois aussi l'aspect franchement inflammatoire. Le sarcome, en particulier, semble dans une certaine mesure, de même que le lymphadénome, avoir quelques points de communs, dans son évolution, dans sa structure et dans ses relations avec de fausses tumeurs d'origine inflammatoire qu'on a observées, un certain nombre de fois, dans l'orbite et dans d'autres régions et qui ont fini par guérir par un traitement médical. M. le Pr Panas (1) a justement insisté sur les pseudoplasmes de l'orbite envisagés à ce point de vue. Toutes réserves faites sur la pathogénie générale, modifiable et incertaine encore, du sarcome, on doit se demander s'il n'y a pas des produits pathogènes émis par la tumeur et conduisant à l'iridocyclite.

---

(1) Archives d opthalmologie, 1895

DIAGNOSTIC

Le diagnostic de l'iridocyclite ne présente pas de difficultés particulières. Lorsqu'elle se produit sur un œil atteint de tumeur, elle se reconnaît à ses symptômes habituels.

On évitera la confusion avec une poussée aiguë de glaucome dans laquelle la pupille serait dilatée. Il faudra cependant tenir compte de l'observation de Fuchs. D'après cet auteur, la pupille est moins rétrécie que dans l'iridocyclite spontanée. C'est avant tout sur la présence de synéchies, compliquées ou non d'exsudats pupillaires et de dépôts dans la chambre antérieure, qu'on fera le diagnostic de l'iridocyclite.

Sans doute, l'état de la tension intra-oculaire devra être recherché avec soin, mais il ne présente pas ici un intérêt de premier ordre. Il est, en effet, assez variable comme le tonus lui-même dans les tumeurs intra-oculaires. Celui-ci est augmenté dans la grande majorité des cas ; mais on sait aussi que, dans un certain nombre d'observations, et, en particulier, dans les tumeurs métastatiques il peut être abaissé.

D'autre part, chez les gens âgés, c'est-à-dire chez

ceux qui sont le plus exposés à la néoplasie, une iridocyclite entraîne fréquemment une élévation de la tension intra-oculaire.

Dans certains glaucomes hémorragiques l'iris est rougeâtre et la pupille peu dilatée malgré un tonus très élevé. On ne se servira pas d'atropine pour éclairer le diagnostic. Par contre une paracentèse de la chambre antérieure ou une sclérotomie pourraît être indiquée.

L'importance de l'iridocyclite est très grande aussi au point de vue du diagnostic de la tumeur. Lorsque l'occlusion pupillaire est complète le problème est difficile à résoudre. On pourrait tenir compte des conseils de Fuchs : « blessure ancienne, syphilis, apparition bilatérale, annoncent une iridocyclite simple. On examinera si les troubles de la vue ont commencé en même temps que les inflammations ou s'ils ont existé quelque temps auparavant, notamment sous forme d'une limitation du champ visuel (sarcome) ». Ce dernier signe a permis à Fuchs et à Vossius de penser à la possibilité d'une tumeur. Mais il est certain qu'un sarcome très antérieur peut évoluer sans décollement de la rétine.

Lorsqu'on se trouvera en présence d'une néoplasie siégeant sur l'iris, ou provenant du corps ciliaire et qui sera accompagnée d'iritis, il ne faudra pas éliminer d'emblée le diagnostic de tumeur maligne pour songer au tubercule, à la gomme ou au condylome. Limbourg a, en effet, observé un cas de leucosarcome de l'iris avec iritis séreuse.

Il ne faudra pas confondre non plus un néoplasme

intra-oculaire avec un cysticerque du fond de l'œil qui, lui aussi, entraîne l'iridocyclite.

Quand l'occlusion pupillaire est telle qu'elle empêche toute exploration du fond de l'œil, on pourrait être autorisé à faire une large iridectomie préparatoire dans le but d'éclairer le diagnostic. On serait particulièrement autorisé à agir ainsi chez les enfants. Les cas sont nombreux où des yeux ont été enlevés pour gliome et qui contenaient des pseudo-gliomes. Au lieu de pratiquer de suite l'énucléation, dont les résultats esthétiques et autres sont si mauvais chez les jeunes sujets, une petite intervention dans le genre de celle dont nous parlons, en élargissant le champ d'exploration, éviterait peut-être des erreurs.

Nous n'avons pas à insister ici sur tous les moyens anciens et nouveaux usités pour le diagnostic même des tumeurs intra-oculaires. Il est évident qu'il y a tout intérêt à les mettre en œuvre, sans aucune exception, dans les cas inéclairables par les procédés ophtalmoscopiques ordinaires.

PRONOSTIC

L'iridocyclite, lorsqu'elle atteint seulement l'œil porteur du néoplasme, n'aggrave pas d'une façon bien sensible le pronostic de la maladie elle-même. L'œil n'est-il pas voué à l'énucléation dès que la tumeur est reconnue.

Toutefois l'iridocyclite doit être considérée comme un événement fâcheux au cours des tumeurs intra-oculaires, et cela pour plusieurs motifs.

D'abord par sa présence même, si inattendue par opposition au glaucome que tout le monde est habitué a voir compliquer ces néoplasies, elle peut induire en erreur.

En second lieu le rétrécissement et même l'occlusion pupillaire peut empêcher toute exploration dans l'intérieur de l'œil. Il suit de là que, si l'on n'a eu la possibilité de constater la tumeur avant l'apparition de ces phénomènes, celle-ci pourrait être absolument méconnue et évoluer à son aise, ce qui aggraverait le pronostic dans une certaine mesure.

Enfin, en troisième lieu, il peut se produire une iritis sympathique qui est quelquefois d'une extrême gravité tandis que le glaucome n'en a aucune pour l'autre œil.

Pour toutes ces raisons, nous croyons que l'iritis dans les tumeurs intra-oculaires, malgré sa rareté, est un symptôme dont on doit tenir compte au point de vue du pronostic général.

TRAITEMENT

Le traitement de l'iridocyclite ne comporte aucune indication spéciale lorsque la tumeur a été constatée avant son apparition. Quelquefois ce sont les symptômes inflammatoires qui poussent le malade à venir réclamer lui-même l'intervention qu'il avait refusée, alors que son œil ne le faisait pas souffrir et n'était pas irrité. L'énucléation reste donc le traitement immédiat à proposer ou à pratiquer.

Nous avons donné, en parlant du diagnostic, les divers moyens qui pourraient être employés dans le cas où l'iritis masquerait la tumeur.

Quant au traitement de l'iritis sympathique, il reste évidemment le même que pour toute iritis sympathique. L'énucléation de l'œil contenant le néoplasme sera pratiquée aussitôt que possible, mais elle pourrait être absolument impuissante si elle n'était secondée par un traitement mercuriel très intense (injections intra-musculaires d'huile biodurée ou d'autres préparations mercurielles, frictions, etc.).

Quant au traitement local de l'œil sympathisé, c'est celui de l'iritis sympathique.

OBSERVATIONS

Observation I. — Fuchs *Sarkom des Uvealtractus*. (Obs. XIV)

N. Th..., 48 ans, entré le 13 mai 1873. Le malade, qui avait eu auparavant une bonne vue, remarqua, pendant l'automne de 1872, qu'il voyait une lueur bleuâtre devant son œil gauche quand il se trouvait dans l'obscurité. L'acuité visuelle avait aussi diminué. Le 9 avril 1873, il ressentit dans l'œil de violentes douleurs qui s'irradiaient dans le front et dans la tempe. Le lendemain, l'œil paraissait quelque peu saillant. Le malade employa des compresses froides et mit des sangsues.

Le 11 avril, il se présenta à la clinique dans l'état suivant : un peu d'exophtalmie, fort gonflement de la conjonctive bulbaire, cornée terne et insensible, pupille et iris recouverts d'une exsudation vert de gris sale, globe de l'œil très douloureux au toucher. Amaurose.

On diagnostiqua une cyclite violente et l'on fit porter un bandeau. Huit jours après il n'y avait plus d'exophtalmie, mais l'œil restait douloureux.

Lorsque le malade se fit recevoir à la clinique, le 13 mai 1873, l'aspect de l'œil s'était modifié de la façon suivante : la chambre antérieure était projetée en avant, l'iris était réduit à une bande large à peine de 2 millimètres, il était atrophié au plus haut point, transparent.

Le cristallin était trouble, fortement gonflé, recouvert d'efflorescences punctiformes de couleur gris verdâtre. La région du corps ciliaire était douloureuse à la pression, notamment dans la partie supéro-interne.

L'énucléation fut un peu difficile parce que la sclérotique et les muscles adhéraient d'une façon inaccoutumée à la capsule de Tenon.

Le malade partit sept jours après l'opération.

Quelques lettres, envoyées pour nous informer de l'état du malade, nous apprirent que celui-ci ne se rétablissait pas complètement et que l'orbite continuait à suppurer. Pendant l'hiver de 1876, des tumeurs résistantes de la grosseur d'un pois, se formèrent à la partie supérieure de l'orbite, dans la tête et dans le dos. A l'épigastre se trouvait une tumeur volumineuse que le médecin déclara être un néoplasme hépatique. Celui-ci amena la mort par cachexie.

Examen anatomique. — Toute la partie du globe de l'œil, située en arrière du cristallin, était occupée par une masse volumineuse, riche en pigment noir, qui adhérait de tous côtés à la surface interne de la sclérotique. La tumeur avait certainement pris naissance dans la partie postérieure de la choroïde, car celle-ci était entièrement comprise dans la néoplasie. On retrouvait cette membrane, mais très modifiée, en avant de l'équateur.

La tumeur était composée en grande partie de cellules fusiformes qui se touchaient presque sans substance intermédiaire. Dans le protoplasma des cellules on voyait un grand nombre de petits grains de pigment brun. D'autres parties de la tumeur étaient formées de cellules, irrégulièrement arrondies ou fusiformes et séparées par une substance très homogène. Les vaisseaux qui s'y trouvaient étaient peu abondants et fins.

Il s'agissait donc là d'un sarcome mou, pigmenté, formé de cellules rondes et fusiformes de grosseur différente. Un examen approfondi montrait qu'il fallait chercher l'origine de la tumeur dans les gros vaisseaux. On voyait en effet le long de ceux-ci des traînées de cellules fusiformes.

Voici quel était l'état des autres parties de l'œil : la surface de la cornée n'était pas partout unie. A certains endroits circonscrits, la membrane de Bowmann faisait défaut ainsi que quelques couches environnantes. L'épithélium se continuait sur les dépressions de la surface de la cornée.

Sur les bords de cette dernière, il y avait des vaisseaux de nouvelle formation. A part ces lésions, le parenchyme cornéen était intact.

L'iris, réduit à une bande large de 3 millimètres, très hyperémié, était infiltré de cellules rondes (iritis). Il se trouvait appliqué contre la surface postérieure de la cornée (pendant la vie, il n'y avait pas de chambre antérieure). Il ne faudrait pas cependant conclure à une véritable soudure des deux organes. Celle-ci n'existait même pas dans les parties périphériques de la chambre.

La pupille était obturée par une membrane formée de fibres longues et de cellules rondes fortement pigmentées. Dans le muscle ciliaire, les fibres musculaires étaient remplacées par de minces fibrilles, entre lesquelles on trouvait de nombreuses cellules rondes. Les vaisseaux avaient un très fort calibre, ils étaient gorgés de sang (inflammation dans un muscle atrophié). Les procès ciliaires étaient fortement amincis.

Une exsudation solide remplissait la chambre postérieure, l'espace de Petit. Elle occupait aussi l'espace compris entre le corps ciliaire, la face postérieure du cristallin et la rétine décollée. Ce qui restait des procès ciliaires était projeté en avant, la rétine décollée s'unissait au corps ciliaire et au cristallin. Ce dernier était completement plongé au milieu de l'exsudat.

Dans les couennes inflammatoires on trouvait principalement des fibres longues, épaisses, qui renfermaient de gros noyaux. Il existait en outre un petit nombre de fibres ramifiées et onduleuses. Entre les fibres, on rencontrait des cellules rondes et de grosses cellules pigmentées et irrégulières. Il y avait aussi des vaisseaux de nouvelle formation.

Ce globe présentait donc la forme d'une iridocyclite plastique avec atrophie de l'iris et du corps ciliaire, et agglutination des parties isolées du secteur antérieur de l'œil par une exsudation plastique.

Au moment où le malade fut mis en traitement la tension était abaissée (T—1). On se demande s'il n'y eut pas dans ce cas, comme d'ordinaire, une élévation de pression, je crois pouvoir l'affirmer. La tension intra-oculaire pouvait dans un stade précédent avoir été un peu plus élevée et plus tard, par suite du resserrement des membranes cyclitiques, elle avait pu faire place à une diminution de pression.

A la vérité, la synéchie de l'iris avec la cornée manquait, mais la cavité de la chambre n'était pas arrondie comme dans un œil normal: elle avait la forme d'une fente qui se terminait en pointe à la partie supérieure. L'iris était fortement pressé contre la cornée. Les feuillets du ligament pectiné étaient tellement accolés les uns aux autres qu'on ne pouvait plus les distinguer de la sclérotique qu'ils touchaient. Par suite, le canal de Schlemm était très étroit; dans certains endroits on ne pouvait le découvrir. L'iris était atrophié, étroit, les prolongements ciliaires aplatis. Nous avons trouvé des rapports absolument semblables dans les globes avec augmentation de pression. Malheureusement, l'instrument d'optique, nécessaire pour l'examen de cet œil, n'était pas en ma possession, de sorte que je ne puis confirmer mon hypothèse.

L'infiltration inflammatoire du secteur antérieur du bulbe s'étendait loin vers la partie postérieure de la choroïde. La suprachoroïde seule avait atteint une épaisseur de 0,55 Mm. Dans son intérieur, on trouvait des cellules rondes et une exsudation amorphe.

Dans la région de l'équateur l'infiltration inflammatoire de la membrane se transformait peu à peu en une infiltration sarcomateuse.

La rétine était intimement unie à la surface antérieure de la tumeur, quelques portions étaient englobées par le néoplasme. Les parties, non adhérentes, étaient décollées.

Le cristallin avait conservé sa forme normale, bien qu'il fût entouré par des exsudats. Il montrait dans la substance corticale les changements caractéristiques de la cataracte. La partie centrale était intacte. Il n'y avait plus trace de corps vitré. On trouvait dans la sclérotique des cellules rondes et pigmentées.

Observation II. — *Ein Fall Tumor choroideae, welcher unter dem Bilde einer plastichen Iridocyklitis zur Erblindung gefuhrt hatte.* (Un cas de tumeur de la choroide qui sous le caractère d'une iridocyclite plastique conduisit à la perte de la vue), par le professeur Vossius, professeur agrégé et assistant pour les maladies des yeux de l Université Royale de Konigsberg — (Extrait de cette observation.)

Le 18 juin 1883, Marie Siebert, âgée de 56 ans, femme d'un charpentier de Ripitten, vint à la clinique, demandant qu'on lui enlevât l'œil gauche qui lui occasionnait des douleurs intolérables.

L'interrogatoire révéla que depuis deux ans la vue de cet œil avait faibli. La malade ne pouvait rien voir à sa gauche, alors qu'elle distinguait encore un peu les objets situés à sa droite. Elle n'avait remarqué aucun changement dans l'acuité visuelle, quand elle dirigeait son regard, soit en haut, soit en bas. Depuis un an et demi, elle était complètement aveugle de l'œil gauche.

Avant sa maladie actuelle, elle avait toujours eu une vue excellente pour les objets proches ou éloignés ; jamais elle n'avait eu d'affection oculaire. L'œil ne s'était pas enflammé et n'avait provoqué aucune souffrance avant la perte complète de la vue, mais, à partir de ce moment, la malade eut des attaques de violentes douleurs qui s'irradiaient dans le sommet de la tête, dans l'œil et dans les environs. Elle se sentait mal à son aise, tandis que dans les moments d'accalmie elle était relativement bien. Ces crises se reproduisaient ordinairement tous les mois.

L'affection ne pouvait être mise sous le compte d'un traumatisme.

État actuel. — La patiente se plaignait de continuelles et violentes douleurs qui commençaient dans l'œil gauche, gagnaient le derrière de la tête et puis le sommet.

Les paupières, qui ne présentaient aucune anomalie restaient fermées par une contraction spasmodique.

Sur le bulbe, il y avait une injection des gros vaisseaux conjonctivaux et ciliaires antérieurs. Ceux-ci étaient fortement sinueux et formaient un réseau serré tout autour de la cornée.

L'épithélium cornéen était brillant partout ; la cornée était légerement trouble et de fins vaisseaux sortant du limbe y pénétraient jusque vers le milieu.

La chambre antérieure était fortement aplatie. L'iris était porté en avant. Sa portion ciliaire présentait une couronne de petites bosses jaunâtres appliquées contre la surface postérieure de la cornée. Elle était de couleur sale, tout à fait atrophiée. La pupille était obturée par une masse d'un jaune gris clair. On ne pouvait dire, de prime abord, s'il s'agissait d'une exsudation ou bien si c'était le cristallin cataracté. La partie supérieure du corps ciliaire était sensible à la pression. La tension intra-oculaire n'était pas élevée, le globe de l'œil semblait plutôt mou que dur. Il était assez symétriquement arrondi et pouvait se mouvoir dans toutes les directions.

La sclérotique paraissait amincie, quelque peu ectasiée dans la région externe, et laissait apercevoir du pigment noir. Amaurose absolue.

Le diagnostic était hésitant entre une iridocyclite spontanée ou consécutive à une tumeur intra-oculaire. L'injection vive, les violentes douleurs ciliaires avec la sensibilité au toucher du bulbe, et surtout l'ectasie commençante de la sclérotique, ressemblant à un staphylome de la région externe, l'état de l'iris et de la région pupillaire, l'affaiblissement de la tension intra-oculaire enfin, annonçaient plutôt une iridocyclite plastique ; mais le début des accidents par l'obscurcissement d'une moitié du champ visuel et l'apparition des douleurs après la perte complète de la vue faisaient penser à la possibilité d'une tumeur intra-oculaire, malgré la mollesse du globe. .

Le 19 juin on procéda, obéissant au désir de la malade, à l'énucléation. Avant de couper le nerf optique, on put sentir, à son côté externe, une tumeur bosselée qui rendit la fin de l'opération un peu plus difficile. Le tissu cellulaire qui se trouvait à la partie postérieure du globe et qui, à l'œil nu, paraissait normal, fut enlevé en partie. L'examen du bulbe révéla qu'à l'endroit où la sclérotique (à la partie externe) paraissait diminuée et extasiée se trouvait une saillie peu prononcée. Celle-ci était séparée du nodule néoplasique d'un brun foncé qui se trouvait sur le côté externe du nerf optique par une bandelette plate, vestige de l'oblique. La tumeur qui reposait sur le nerf optique était recouverte d'une enveloppe légère. Le nerf était libre sur le côté interne. A l'équateur du globe, à la partie inférieure de la sclérotique, se trouvait un noyau de la grosseur d'un pois rempli de pigment noir.

Le nerf optique, sur la coupe, avait un aspect gris et translucide. A partir de l'équateur, la partie postérieure du globe était assez régulièrement ectasiée, cependant elle l'était beaucoup plus à la partie externe qu'à la partie interne.

La guérison fit des progrès réguliers après l'opération, et la malade quitta la clinique le 29 juin.

Après une année de séjour dans la liqueur de Müller et après durcissement dans l'alcool, le globe fut divisé en deux moitiés par une coupe qui passa par le méridien horizontal. Le diamètre transversal, au niveau de l'équateur, mesurait 27 millimètres, l'axe vertical avait 24 millimètres.

La partie postérieure du globe était remplie, à partir de l'équateur, par une tumeur brunâtre, diffuse, qui proéminait quelque peu dans le corps vitré. Elle s'amincissait graduellement en avant où elle se continuait avec la choroïde fortement atrophiée.

Cette tumeur se trouvait entourée de la sclérotique comme d'une coque ; en arrière, elle empiétait sur le nerf optique à travers le trou sclérotical. Il existait sur ce nerf un noyau bosselé d'un brun sombre qui, à l'œil nu, se manifestait sous forme d'un bord convexe de 3 millimètres.

La sclérotique tranchait nettement entre la tumeur de la choroïde et le noyau extra oculaire. Elle se terminait en filaments dans l'intérieur du néoplasme qui était accolé au nerf. Il n'y avait, sur son parcours, aucune interruption et les deux néoformations intra et extra-oculaires n'avaient aucune connexion.

Dans la région papillaire, la tumeur avait une coloration plus foncée que partout ailleurs. En avant d'elle, se trouvait une tache blanchâtre, aux contours mal délimités, dont les bords étaient pigmentés et dont le milieu était légèrement marbré. Cette tache se trouvait sur toutes les coupes au même endroit et formait dans la tumeur une sorte de noyau.

La rétine était complètement décollée et d'une ténuité remarquable.

Devant le trou sclérotical, la tumeur avait une épaisseur de 6 millimètres, sur les parties latérales elle mesurait 4 à 6 millimètres. Dans la région de l'équateur, son diamètre atteignait à peine un demi-millimètre.

La choroïde n'était représentée dans la partie antérieure du globe que par un trait noir de la grosseur d'un cheveu. Elle reposait immédiatement sur la sclérotique. Le corps ciliaire très atrophié était accolé à l'iris.

Le cristallin était irrégulièrement opacifié, une partie claire s'étendait parallèlement à la capsule postérieure ; le noyau était opaque et les masses corticales antérieures paraissaient d'un blanc crayeux.

L'iris très aminci était refoulé en avant. Il était uni à la partie antérieure du cristallin. La pupille était obturée par une membrane grisâtre. Les angles de la chambre antérieure et de la chambre postérieure étaient oblitérés. La chambre antérieure était remplie d'une masse vitreuse coagulée.

Examen microscopique. — Pour l'examen microscopique, la partie postérieure du globe fut incluse à la celloïdine.

Les néoformations intra et extra-oculaires, ainsi que la tumeur du nerf optique, étaient formées de cellules pigmentaires entremêlées de cellules incolores. Elles étaient disposées à la surface de la tumeur, soit en rangées parallèles, soit en amas arrondis.

Près de la papille, les cellules étaient placées les unes à côté des autres, sans aucune interposition de tissu conjonctif. Elles étaient dirigées dans le sens de la longueur, c'est-à-dire parallèlement à la direction des fibres nerveuses et passaient directement sur la rétine décollée.

L'examen microscopique montra que la tumeur du nerf optique s'étendait plus loin qu'on ne l'aurait cru au premier abord.

Sur toutes les coupes, on trouvait en dehors de la région papillaire, à l'endroit qui correspondait à la tache claire, visible à l'œil nu, une masse sans structure et sans vaisseaux. On distinguait dans son intérieur, grâce à l'hématoxyline, quelques noyaux isolés d'une teinte pâle, tandis que les noyaux de la partie environnante de la tumeur étaient colorés d'une manière très intense. Cette partie ressemblait fort bien à une nécrose circonscrite, comme il n'est pas rare d'en rencontrer dans le sarcome. Les bords, au niveau de la néoformation proprement dite, étaient démarqués d'une manière très nette par des agglomérations de pigment, disposées en rangées, et dont la couleur variait du brun roux clair au brun foncé.

Les amas de pigment, de grosseur différente, ne laissaient apercevoir aucun noyau coloré et les grains qui les composaient étaient de volume variable. Parfois ils montraient toutes les nuances de couleurs possibles. Dans la partie nécrosée, on trouvait par places, des grains pigmentaires semblables, à côté de cristaux rouges d'hématoxyline.

Dans la tubérosité antérieure de la tumeur se ramifiait un gros vaisseau thrombosé, à parois très minces, et autour duquel on constatait une hémorragie assez considérable et vraisemblablement récente qui atteignait presque la partie nécrosée. A la périphérie de cette tubérosité, on trouvait des amas de pigment qui variaient du jaune au brun. Il y en avait de semblables vers la base de la tumeur, surtout dans la région papillaire.

La membrane élastique de la choroïde courait sans interruption sur la surface de la tumeur. La néoplasie était évidemment partie de la couche de Haller et de la suprachoroïde. Les vaisseaux étaient peu nombreux dans son intérieur. Les cellules étaient simplement accolées sans aucune interposition de tissu conjonctif.

La tumeur était intimement unie à la sclérotique, quelques amas cellulaires avaient envahi cette dernière. On voyait de plus grosses agglomérations de cellules au niveau de l'insertion inférieure du muscle oblique. Sur une coupe transversale, on pouvait encore distinguer les fibres musculaires de ce dernier.

La rétine avait complètement perdu sa structure normale ; elle était transformée en tissu fibreux.

La choroïde dans sa partie antérieure était atrophiée à un haut degré et unie à la sclérotique. Elle était, à ce niveau, réduite au quart de son diamètre normal. La chorio-capillaire était conservée et recouverte d'une couche d'épithélium pigmentaire rétinien en partie dégénéré. La suprachoroïde était encore reconnaissable à certaines rangées de cellules pigmentaires. Au lieu de la couche vasculaire, on trouvait un tissu, pauvre en vaisseaux et en noyaux cellulaires, qui était parcouru par un tronc artériel ou veineux rempli de globules sanguins, lequel se terminait dans le corps ciliaire. Le tissu de ce dernier était également atrophié à un haut degré. Les procès ciliaires apparaissaient considérablement amincis et étirés. Ils touchaient de leur sommet la face postérieure de l'iris. Il existait un tissu conjonctif riche en noyaux et en vaisseaux dans lequel on ne trouvait plus trace du tenseur de la choroïde, les fibres circulaires, radiées et de Muller n'existaient plus du tout.

Une abondante infiltration de cellules existait autour des vaisseaux ciliaires perforants antérieurs et autour du canal de Schlemm.

Dans la sclérotique, au milieu des agglomérations de noyaux cellulaires, on voyait de nombreuses cellules très pigmentées. Les ramifications du nerf ciliaire, que l'on trouvait à plusieurs reprises à l'extrémité antérieure de la suprachoroïde, paraissaient transparentes et atrophiées et montraient une grande richesse en noyaux cellulaires.

La couche uvéale du corps ciliaire était très épaisse et ramollie ; par endroits des trainées de pigment, analogues à celles décrites par Alt dans son *Histologie de l'œil* (page 114), s'étendaient presque jusqu'à l'équateur du cristallin dans la zonule, remplie d'une exsudation riche en noyaux cellulaires. Les fibres de la zonule, qui étaient faciles à voir, apparaissaient élargies, infiltrées de grains pigmentaires et de cellules rondes.

Le reste du corps vitré, une petite masse placée derrière le cristallin, se composait de larges et d'onduleux filaments. On y trouvait : 1° des noyaux : 2° de gros vaisseaux, remplis de globules sanguins, qui se divisaient parfois en plusieurs branches ; 3° de grandes cellules pigmentaires.

L'iris était adhérent à la partie antérieure du cristallin par une couenne inflammatoire, riche en noyaux cellulaires. Elle ne contenait que quelques vaisseaux capillaires, une masse de grains de pigment, les uns petits et isolés, les autres plus étendus. Ils avaient envahi l'exsudat et provenaient naturellement de la couche pigmentaire de l'iris. Sur la capsule du cristallin on trouvait aussi, près de l'équateur, quelques petits amas pigmentaires disséminés au milieu d'une agglomération de cellules rondes et incolores.

La capsule du cristallin était atrophiée à un très haut point. L'épaisseur de la capsule antérieure était de 2 à 3 μ. Celle-ci montrait une rupture qui correspondait à l'ouverture de la pupille. Elle était repliée de chaque côté de la perforation et se perdait dans un tissu riche en noyaux, en grains pigmentaires et en capillaires.

Le cristallin présentait, dans la substance corticale, les lésions caractéristiques de la cataracte. L'angle iridien était oblitéré, sur un parcours de 2 millimètres environ, par une adhérence superficielle de la membrane de Descemet et de la portion ciliaire de la face antérieure de l'iris.

Il n'y avait plus trace des espaces de Fontana. La face antérieure de l'iris était elle-même recouverte par un exsudat fibrineux, riche en noyaux cellulaires, et qu'on distinguait avec peine du tissu propre de l'iris. Cette exsudation recouvrait complètement la pupille.

Un fait remarquable était l'absence complète de cellules pigmentaires en forme d'étoiles qui existent à l'état normal dans les couches antérieures.

Le stroma de la racine de l'iris contenait de gros vaisseaux et des cellules pigmentées siégeaient près de la face postérieure. La richesse en noyaux cellulaires n'était pas considérable, mais par places, on trouvait, dans le parenchyme de l'iris, de petits amas de cellules rondes qui sont considérées, depuis Michel, comme pathognomoniques de l'iritis.

A l'exception d'un point imperceptible, le sphincter pupillaire était caché.

Dans la partie ciliaire, la couche pigmentaire était considérablement épaissie, puis environ vers le milieu de l'iris, elle était arrêtée dans sa continuité et indiquée seulement par quelques petits amas de pigment. Dans la partie pupillaire elle était hypertrophiée.

La cornée montrait une grande richesse en cellules. On trouvait entre ses lames des vaisseaux entourés de cellules. Ceux-ci étaient surtout nombreux près du limbe.

Observation III. — *A case of leucosarcoma of the iris with iritis serosa* (Un cas de leucosarcome de l'iris avec iritis séreuse), par le docteur Limbourg, assistant à la clinique ophtalmologique de l'Université de Strasbourg, traduit par Charles H. May M. D. de New-York.

Une jeune fille, âgée de dix-sept ans et demi, vint à la clinique se plaignant de troubles de la vue de l'œil gauche, qui duraient depuis trois semaines. L'examen révéla ce qui suit : L'œil malade voyait difficilement les doigts à un mètre. Il y avait une légère injection périhératique, de nombreux et légers dépôts sur la partie postérieure de la cornée, la chambre antérieure était peu profonde. Une néoformation de couleur jaunâtre et à surface lisse occupait entièrement le quart supérieur et interne de l'iris et s'étendait jusqu'à la cornée. Avec la loupe on voyait des vaisseaux tortueux vers le bord supérieur de la tumeur. La tension oculaire était quelque peu élevée (T+1). La pupille était irrégulière. Après instillation d'atropine, elle s'élargit et devint ovale. Les parties plus profondes de l'œil ne purent pas être examinées. L'œil droit, à part des taies anciennes, était normal.

Comme il n'y avait aucune raison de soupçonner la syphilis, le diagnostic se posait entre un tubercule solitaire ou un sarcome. Les antécédents permettaient le diagnostic de production tuberculeuse récente. Le père et deux enfants plus âgés que la malade étaient morts tuberculeux. La malade était une jeune fille délicate et scrofuleuse qui avait été rachitique pendant longtemps. Ce diagnostic recevait un nouvel appui de l'absence de pigmentation, car les sarcomes du tractus uvéal sont habituellement mélaniques. La naissance et la rapidité de développement de la tumeur ne pouvaient être déterminées, en raison du jeune âge de la malade. Celui-ci ne permettait pas non plus de faire un diagnostic ferme, car on observe aussi des sarcomes chez les jeunes sujets. Contre le diagnostic de tuberculose, il y avait la dilatation de la pupille apres atropine et l'absence de synéchies postérieures.

L'iridectomie recommandée par Graefe (*Archiv. f. Ophtal.*, 1861, Bd. VIII, I s. 288) et Mooren (Opthalmiatrische Beobachtungers, Berlin, 1867, s. 127), et qui a été faite avec succès dans nombre de cas de tumeurs de l'iris bien circonscrites, ne fut pas jugée bonne dans ce cas, à cause du volume de la tumeur et des manifestations inflammatoires. L'œil fut énucléé par le Pr Laqueur.

Le globe de l'œil fut alors examiné; on fit une incision au centre de la tumeur. Celle-ci mesurait 5 millimètres de long sur 1^{mm},5 de large. Sur la coupe elle était d'une couleur blanche presque pure, elle paraissait limitée à l'iris. Par sa partie antérieure elle touchait la cornée avec laquelle elle avait peut-être contracté des adhérences dans l'angle. On fit durcir le globe dans la liqueur de Muller et dans l'alcool.

Après examen microscopique, le Pr Recklinghausen déclara que la tumeur était un sarcome non pigmenté, formé de cellules fusiformes, entre lesquelles il y avait quelques petites cellules rondes. On trouvait, en outre, un peu de tissu fibreux intercellulaire et quelques vaisseaux sanguins. Dégénérescence graisseuse dans bien des parties de la tumeur. Les surfaces antérieures et postérieures étaient enveloppées par le tissu irien pigmenté. L'examen microscopique montrait que la néoformation s'étendait plus loin qu'on ne le croyait au premier abord. Elle intéressait les parties adjacentes du corps ciliaire, gagnait la naissance du muscle ciliaire et entourait le canal de Schlemm. La plus grande partie de l'iris, qui semblait normale, contenait de nombreux éléments néoplasiques. Ainsi, on trouvait des particules qui s'étendaient quelque peu dans la pupille et qui siégeaient, loin de la tumeur principale, du côté opposé du bord pupillaire. On en voyait également sur la face antérieure de l'iris. Ces amas étaient très circonscrits dans certains endroits, mais, dans d'autres, ils avaient une connexion directe avec des productions qui avaient produit une destruction étendue de la couche pigmentaire de la partie postérieure de l'iris. Des masses sarcomateuses faisaient une grande saillie dans l'angle irien inférieur. Elles étaient particulièrement étendues et avaient passé inaperçues, cachées par des dépôts cornéens, et aussi, parce que l'examen de cette partie de la chambre antérieure est difficile en lui-même. En faisant des coupes du globe inclus à la celloïdine, on pensa que cette saillie était due à l'iritis séreuse et était formée probablement par une collection limitée de dépôts cornéens.

A l'examen microscopique, cette masse qui sur la coupe avait une forme arrondie, présentait la structure d'un tissu néoplastique. Çà et là, elle apparaissait légèrement adhérente à l'iris; mais ailleurs, on voyait les éléments sarcomateux pénétrer dans l'iris et dans le corps ciliaire. De ce dernier, il n'y avait que la zone de tissu conjonctif et les procès ciliaires d'intéressés. La rétine ciliaire était détruite en maints endroits par ces éléments. Le muscle ciliaire était indemne.

Il existait une infiltration étendue du reste de l'iris qui partait des portions latérales de la tumeur principale. Certains dépôts étaient dus peut-être à de petites parcelles de la tumeur qui avaient été déposées consécutivement par l'humeur aqueuse sur différentes parties de l'iris.

On a décrit un cas dans lequel un sarcome de l'iris et du corps ciliaire, à évolution lente, avait produit par la pression une atrophie partielle du cristallin, resté en place. Dans notre cas, on pouvait voir aussi plusieurs dépressions superficielles sur la face antérieure de cet organe. Dans ces endroits la capsule et l'épithélium ne présentaient aucune lésion appréciable. Il y avait, vis-à-vis des masses sarcomateuses, des adhérences entre le cristallin et la face postérieure de l'iris.

Notre cas présentait un intérêt spécial, en raison de l'existence d'une iritis séreuse. Jusqu'à présent Schweigger (Handbuch der Augenheilk, 5 Aufl., 1885, s. 333) et Knies (Arch. f. Augenheilk, Bd. IX, s. I) avaient été les seuls à faire l'examen d'yeux atteints de cette affection. Les altérations que j'ai trouvées sont quelque peu différentes, ce qui tient probablement à ce que j'ai eu la bonne fortune d'examiner l'œil peu de temps après le début de l'iritis.

Les espaces interlamellaires de la cornée étaient vastes et remplis de nombreuses cellules, mais il pouvait s'agir de troubles postérieurs à l'énucléation.

Les dépôts sur la face postérieure de la cornée avaient une forme irrégulière, mais on pouvait en distinguer deux variétés principales. A côté de petits et légers dépôts, on voyait des productions plus considérables et bien connues, facilement visibles au microscope, et qui sont considérées comme caractéristiques de l'iritis séreuse. Comme Schweigger et Knies l'avaient déjà mentionné, l'endothélium de la membrane de Descemet avait disparu en partie au-dessous du dépôt. On ne pouvait établir de lien de parenté entre la structure de l'endothélium et la constitution du dépôt bien qu'il semblât que telle parenté existât. La constitution était celle qu'on connaît, détritus et cellules. Quelques cellules endothéliales étaient surmontées de fragments cellulaires. Les dépôts étaient presque dépourvus de pigment.

Les mailles du ligament pectiné se trouvaient aggrandies et complètement remplies de cellules rondes. Cet amas de cellules s'étendait au canal de Schlemm.

La partie de l'iris qui n'était pas envahie par la tumeur présentait une abondante infiltration de cellules rondes. Celle-ci différait de celle décrite par Knies, en ce que, je ne pus trouver de collections plus considérables de cellules rondes, et surtout en ce que je ne pus voir aucune structure ressemblant à un lymphome.

Ces cellules s'étendaient, à peu près également, à travers le stroma tout entier et pouvaient être décélées, dans les dépressions de la face antérieure de l'iris, jusqu'à un dépôt qui existait à cet endroit. Celui-ci ressemblait à ceux de la membrane de Descemet, toutefois il y avait là une dégénérescence moins structurale. Les dépôts qui existaient sur la portion principale de la tumeur de l'iris étaient constitués, en partie, par des cellules néoplasiques et en partie par des produits de l'iritis séreuse. A part les lésions produites par la tumeur, la couche du pigment de l'iris était normale.

Le corps ciliaire présentait lui aussi une infiltration cellulaire très marquée, ressemblant à celle que nous avons décrite dans l'iris et identique à celle décrite par Knies.

Il était difficile de savoir où commençait la tumeur et où finissait l'infiltration inflammatoire. Les cellules pigmentaires de la rétine ciliaire étaient privées de pigment ou très peu colorées.

La zonule, elle aussi, présentait de nombreuses cellules rondes et des noyaux de pigment.

La choroïde était normale en apparence, le nombre des cellules rondes qu'elle contenait n'était pas très considérable.

Il y avait, en outre, des dépôts sur la capsule antérieure du cristallin, mais ils étaient insignifiants. On en trouvait spécialement dans l'aire pupillaire et dans les parties atrophiées déjà décrites. Ils différaient de ceux qui siégeaient sur la face postérieure de la cornée et sur la face antérieure de l'iris en ce qu'ils présentaient une pigmentation considérable. Cela était vrai principalement pour les masses sarcomateuses qui se trouvaient sur la face postérieure de l'iris et du corps ciliaire.

Si nous passons en revue les points les plus importants, nous voyons que nous nous trouvons en présence d'un cas de leucosarcome à évolution lente, survenu chez un enfant et observé au début de la période inflammatoire (H. Knapp, « Die Intraocularen Geschwulste Karlsruhe, 1868, § 178). La tumeur était restée longtemps ignorée, puisque son développement avait été très lent, que la pupille était restée libre et que le cristallin n'avait pas été déplacé ou du moins n'avait pas changé de forme dans ses parties centrales. C'est seulement lors de l'apparition des dépôts sur la face postérieure de la cornée et la surface antérieure du cristallin, que l'enfant et les personnes qui l'entouraient constatèrent la présence de la tumeur. L'examen anatomique démontra du reste que celle-ci existait depuis beaucoup plus longtemps. Nous ne pouvons dire même approximativement combien de temps avait duré la première période.

L'augmentation de la tension est facilement expliquée par l'obstruction partielle du canal de Schlemm par la tumeur.

L'iridocyclite séreuse, un examen anatomique de celle-ci était possible deux semaines après son début, consistait en une infiltration uniforme de l'iris et du corps ciliaire. Les cellules rondes s'étaient échappées de la face antérieure de l'iris dans l'humeur aqueuse et s'étaient déposées sur l'iris. Elles avaient été aussi projetées contre la face postérieure de la cornée où elles avaient formé des dépôts diffus, assez gros et d'autres plus circonscrits. Voilà pourquoi l'endothélium de la membrane de Descemet était le siège d'un désordre considérable. La plupart des cellules avaient dû être emportées par les espaces de Fontana.

Observation IV — Graefe. *Graefe's Archiv*, 1866, B XII abth 2. Traduite dans la thèse de Brière, 1873.

Il arrive exceptionnellement que la tumeur, encore d'un

volume très restreint, occasionne des inflammations plastiques à l'intérieur de l'œil, lesquelles ont pour résultat une phtisie temporaire du globe. Ces phénomènes pourraient conduire à des erreurs de diagnostic. Pareille méprise eut lieu dans le cas d'un homme qui vint me demander du soulagement pour une douleur insupportable, siégeant dans l'œil gauche diminué de volume.

Les antécédents ne fournirent d'autre renseignement que celui d'une inflammation, survenue apres un trouble de la vue datant de plusieurs mois. L'état inflammatoire durait depuis six mois. L'œil était aplati, douloureux à la pression. Cataracte aride, siliqueuse. Je ne pouvais diagnostiquer qu'une choroïdite consécutive à un décollement de la rétine ou à un cysticerque.

Pendant l'énucléation, je fus surpris de voir une tumeur, longue de plusieurs lignes, qui était accolée au nerf optique. En ouvrant l'œil, on trouva un sarcome mélanique de la choroïde qui remplissait à peu près la moitié du globe et des produits régressifs, restes d'une ancienne choroïdite.

Observation V. — Freudenthall *Graefe's Archiv.*, t. 37, p. 166.
Traduite dans la thèse de Baudoin.

Homme, âgé de 55 ans.

Œil. — OG.

Anamnèse. — Depuis trois mois, à la partie externe, décollement rétinien. Depuis une semaine, inflammation.

État au moment de l'opération. — Iritis, état glaucomateux, reflet jaune du fond de l'œil.

Tension et acuité visuelle. — T + V = O.

Opération. — Énucléation.

Résultat. — Guérison.

Origine et siège de la tumeur. — Dans la choroïde près de la papille.

État microscopique ?

État des parties voisines ?

Observation VI — Knapp Obs. tirée des analyses bibliographiques de Fuchs.

Femme, âgée de 73 ans.

Œil. — OD.

Antécédents. — Depuis six semaines douleurs. Il y a quelques jours, iridodyalyse spontanée.

État de l'œil au moment de l'opération. — A la deuxième période, apparition d'une forte iridocyclite. A la place de l'iridodyalyse, on voit une masse jaune.

Tension +.

Acuité visuelle. — 3/60.

Opération. — Énucléation.

Grandeur et forme de la tumeur intraoculaire. — Diamètres, 11, 12 et 14 millimètres.

Constitution histologique. — Cellules fusiformes.

État des autres parties de l'œil. — Iris et procès ciliaires envahis par la tumeur. Aucun décollement de la rétine.

Observation VII — Graefe *Gliome rétinien.* 1864. *Archiv. fur opthalm.*, XI, page 216, Observation consignée dans le livre de Wintersteiner.

Fille, âgée de 3 ans.

La maladie durait depuis trois mois.

Iridochoroïdite, oblitération de la pupille. Atrophie qui dura six mois, puis perforation de la cornée.

Extirpation.

L'autre œil devint aveugle et s'atrophia plus tard.

État de l'œil. — Tumeur envahissant la cornée.

Tension +.

Début de la maladie. — Depuis 1 an et 9 mois.

Opération. — Extirpation.

État anatomique. — D'après l'examen de Reklinghausen, tumeur riche en suc cancéreux et ayant pour origine probable les couches externes de la rétine.

Particularités. — Atrophie temporaire du bulbe (six mois après l'iridochoroïdite).

Observation VIII. — Schobl.

Observation consignée également dans le livre de Wintersteiner.

Fille âgée de 3 ans.

2e période de la tumeur. — Iridochoroïdite plastique.

Atrophie du bulbe. Au bout de plusieurs mois, la tumeur s'accrut de nouveau. Mort intercurrente par la diphtérie.

Examen anatomique. — Cornée riche en cellules. Iris infiltré. Exsudation pupillaire. Dans le cristallin, boules de myéline. Derrière le cristallin, couennes cyclitiques. Corps vitré rempli de cellules gliomateuses nécrosées. Choroïde fortement épaissie et infiltrée, de même que le nerf optique, de cellules néoplasiques récentes.

Observation IX. — Panas et Rémy

Tumeur caverneuse de la choroïde ou angiome caverneux.

Malade de 69 ans. On pouvait rattacher le néoplasme à un coup de canne reçu à la région sourcillière correspondante quelques mois auparavant. Dans les quatre derniers mois, l'œil gauche fut pris d'iridocyclite avec élévation du tonus, ce qui conduisit un confrère à pratiquer deux iridectomies, non suivies de soulagement durable. Comme la vision était entièrement abolie, nous fîmes l'énucléation et 9 ans plus tard nous pûmes constater que la guérison restait définitive.

Ophtalmie sympathique dans les tumeurs.

OBSERVATION X. — PAGENSTECHER. *Tumor choroideae.*

B..., âgé de 36 ans, originaire de Francfort, remarquait que son œil gauche était le siège d'une légère irritation et que sa vue était un peu troublée.

Le médecin qui l'examina pour la première fois le 22 septembre 1860 trouva ce qui suit :

Le malade lisait à droite avec le n° 1 et à gauche avec le n° 14. La rétine, décollée en haut et en dehors, se montrait sous la forme d'un plí vert bleu, on voyait très bien le décollement quand le malade regardait en haut et en dehors, mais on le voyait très peu lorsqu'il regardait en face. Il ne restait que la partie supérieure et externe du champ visuel. On ordonna des sangsues.

Le malade en mit dix fois dans l'espace de huit jours. Sa vue fut complètement perdue vers le mois de février 1861. En même temps, l'œil droit, qui était sain, devint irritable, mais il n'était le siège ni d'aucune rougeur, ni d'aucune douleur. Au mois d'août une inflammation aiguë se déclara dans l'œil gauche. La conjonctive était tuméfiée et il existait des hémorragies dans le globe oculaire. Ces phénomènes s'amendèrent sous l'influence des sangsues, mais ils revinrent plusieurs fois. Il y eut des hémorragies dans la chambre antérieure qui furent suivies d'une augmentation de tension du bulbe.

La vue de l'œil droit se troubla et, au commencement de septembre, on constata des troubles de l'accommodation qui coïncidèrent avec une amblyopie légère. La papille était hyperémiée. Comme l'œil droit s'obscurcissait rapidement, le malade consentit à être opéré.

On énucléa l'œil le 26 septembre 1861.

État de l'œil au moment de l'opération. — Amaurose absolue

et atrophie commençante du bulbe de l'œil gauche qui avait une forme carrée. Il présentait, en haut et en dedans, une partie douloureuse à la pression. Bulbe mou, gonflement de la conjonctive, injection sous-conjonctivale, cornée trouble dans ses parties internes, celle-ci présentait une vascularisation profonde et des condensations sur la membrane de Descemet. L'iris était changé de couleur et était le siège de néoformations vasculaires. La pupille était voilée par un exsudat vasculaire qui avait un reflet gris vert. On ne pouvait distinguer les détails du cristallin.

A droite, le malade voyait avec un peu de fatigue avec le n° 3, de 5 à 15, la pupille était large, l'iris était paresseux à se contracter. A l'ophtalmoscope, le corps vitré était légèrement trouble ; la papille était rouge, ses contours avaient disparu. La rétine qui l'avoisinait était tuméfiée. Les vaisseaux étaient en partie invisibles. Les parties périphériques de la rétine étaient indemnes. Le malade ne pouvait reconnaître les traits du visage à quelques pas.

Le 26 septembre, on fit l'énucléation du bulbe gauche sous le chloroforme. La séparation du globe de la capsule de Tenon fut très difficile parce qu'il y avait entre elles des adhérences, en dehors et en dedans.

Pendant les suites opératoires, on constata des phénomènes inflammatoires dans l'œil droit ; à l'opacité de l'humeur aqueuse s'ajouta un chémosis intense de la conjonctive. Il se montra des synéchies, entre le bord pupillaire et la capsule antérieure. L'acuité visuelle était très faible. On obtint, avec des injections d'atropine, un certain degré d'amélioration. A l'ophtalmoscope, on voyait le corps vitré très trouble, la papille était déformée, plusieurs vaisseaux rétiniens étaient rompus.

Le 11 décembre, le malade lisait avec le n° 4 et il sortait le 24 décembre avec un œil artificiel à gauche.

La vue s'améliora et au mois de mars 1862, il se servait du n° 1. A ce moment, il existait encore quelques points sur la membrane de Descemet et un trouble léger du corps vitré.

Anatomie pathologique. — Forme et grosseur de la tumeur : volume d'une noix demi-ronde.

Siège : en haut et en dehors, s'étend du corps ciliaire presque jusqu'à la papille. Elle a son origine dans les couches externes de la choroïde.

Histologie. — Grandes cellules irrégulières.

État de l'œil. — Décollement de la rétine, couennes inflammatoires. Infiltration de la choroïde.

Observation XI. — Freudenthall.

Lohrengel, 49 ans.

Antécédents. — Les premières douleurs se firent sentir, dans l'œil gauche, huit à quatorze jours avant la Noël de 1872. Le malade n'avait reçu aucun traumatisme. Il avait remarqué que sa vue se troublait sans qu'il éprouvât pour cela la moindre douleur. Le médecin consulté mit ce trouble sur le compte d'une cataracte glaucomateuse. La vue se perdit sans qu'il y eût d'autres symptômes.

En 1873, la cécité était complète. Il se déclara des phénomènes inflammatoires, et des douleurs aiguës se montrèrent dans l'œil et dans le front. Celles-ci se manifestèrent bientôt dans l'œil droit dont la vue se troubla. Dans l'espace de quatorze jours, cet œil fut tellement atteint que le malade ne pouvait se conduire seul.

État au moment de l'entrée. — OD. Injection ciliaire ; cornée claire, chambre antérieure peu profonde ; iris trouble, un peu coloré ; pupille rétrécie, comblée par une membrane blanchâtre. Tension de l'œil normale, un peu diminuée. Indication précise de la situation de la lumiere, mouvements de la main perçus dans toutes les directions. Doigts vus à une petite distance.

OG. Bulbe atrophié, cornée petite, transparente. Chambre antérieure projetée en avant. La surface du bulbe présentait des creux et des saillies. Celui-ci était de consistance molle. Ces signes indiquaient un processus inflammatoire. Étant donné qu'il n'y avait pas lieu de penser à un traumatisme, on pouvait invoquer la présence d'un corps étranger, ou supposer l'existence d'un cysticerque intra-oculaire.

L'affection de l'œil droit fut considérée comme une iridocyclite sympathique.

Opération. — Énucléation du globe de l'œil gauche. Il y avait de fortes adhérences avec le tissu environnant. Nerf optique petit et grisâtre.

On fit une coupe qui passa par le méridien horizontal du bulbe. Il s'écoula une certaine quantité de liquide sanguinolent. La sclérotique était très épaissie et plissée. La chambre antérieure était projetée en avant; entre elle et l'iris, très hypertrophié, se trouvait une couche de sang. Le cristallin était transparent, ses fibres était gonflées. Le corps ciliaire était épaissi et envahi par une prolifération du tissu conjonctif. Dans la partie médiane celui-là était séparé, comme la choroïde elle-même, de la sclérotique et l'intervalle était rempli de sang. On y constatait, en outre, l'existence d'une tumeur ronde, large de 10 millimètres environ. Celle-ci avait une consistance molle et une couleur grisâtre à la périphérie. En avant, elle atteignait le corps ciliaire qui était épaissi. En dedans et en avant, elle touchait le cristallin. Au lieu de la rétine, on trouvait une membrane épaisse formée de tissu conjonctif. La rétine était d'ailleurs complètement décollée. Du côté temporal, entre la tumeur et le cristallin, on ne trouvait plus trace de cette membrane.

Examen microscopique. — Sarcome à cellules fusiformes.

Le 27 *janvier* 1874. — OD. Iridectomie à la partie inférieure.

Le 30 *janvier.* — Sécrétion catarrhale, probablement due à la suppuration de la plaie.

4 *février.* — OD. Infiltration de la cornée. Aspect blanchâtre des bords de la plaie et hypopyon.

14 *février.* — Hypopyon disparu. L'infiltration de la cornée augmente.

17 *février*. — Destruction de la cornée. Suppuration abondante. Sortie.

7 *mars* 1890. — La veuve du malade écrit que son mari était aveugle depuis l'opération. Son état général s'était maintenu assez bon jusqu'à l'automne. A cette époque il tomba malade et mourut le 9 octobre 1889.

Observation XII — Milles. *Melanotic sarcoma of choroid. Suppuration of vitreous, Shrinking of the eyeball. — Sympathetic opthalmitis occurring three weeks after excision* (Sarcome mélanique de la choroide suppuration du vitré, atrophie du globe. — Ophtalmie sympathique survenue trois semaines après l'ablation)

N[e] 1370. — Thirza P., âgée de 40 ans, fut admise à l'hôpital dans le service de M. Twerdy, le 22 février 1884. Depuis quelques mois, elle avait remarqué qu'elle ne pouvait voir les objets situés à sa gauche. Elle souffrait un peu de l'œil gauche depuis le début, c'est-à-dire depuis six semaines. Les jours suivants, la douleur devint excessivement intense, s'irradiant dans l'œil gauche et dans la tempe ; des nausées et des vomissements se produisirent et durèrent jusqu'au lendemain. Les paupières se tuméfièrent. La douleur persista durant quatre jours et fut calmée par des applications de sangsues. L'œil n'avait été l'objet d'aucun traumatisme.

La malade est d'une famille de sept enfants qui sont tous bien portants ; son père est mort de la poitrine, sa mère d'un « cancer du sein ». Elle a été jusqu'alors bien portante, mais actuellement elle est pâle et vieillie.

Le globe de l'œil gauche est sur le point de s'atrophier et prend une forme carrée. Toute la cornée est opaque avec une ligne jaune vers le limbe. L'iris est invisible. T —. Aucune perception lumineuse. L'œil droit est normal $\frac{20}{20}$ et T^1.

Après l'énucléation de l'œil gauche, le 22 février, on observa les altérations suivantes.

La sclérotique était fortement épaissie et rétractée sur le globe de l'œil atrophié. La cornée petite était considérablement obscurcie. Il n'y avait pas de perforation visible du globe. Une petite tumeur noire, de forme ovalaire, naissait de la choroïde juste en dehors de la papille ; elle mesurait 4 millimètres dans le sens antéro-postérieur. Au devant de la tumeur et dans le corps vitré, il existait un amas de matière grisâtre, qui ressemblait à du pus caséifié.

Le cristallin avait disparu. L'iris était adhérent à la cornée. La choroïde se trouvait anormalement pigmentée, le pigment était accumulé en amas. A l'œil nu, il était impossible de retrouver des traces de la rétine. Le nerf optique ne semblait pas être envahi par la tumeur.

Examen microscopique. — Cornée vasculaire et sclérosée, couches antérieures, spécialement vers le bord scléro-cornéen, envahies par des cellules rondes d'origine inflammatoire. Corps ciliaire augmenté de volume et enflammé dans une de ses parties.

La masse qui occupait le corps vitré était formée par du pus caséifié. Dans la partie postérieure de cette masse, on remarquait quelques cellules disséminées et extrêmement colorées. Il y avait aussi quelques amas sanguins localisés et un grand nombre de globules graisseux.

La tumeur était pigmentée, à un tel point qu'il était impossible de faire, dans la partie centrale, une section assez mince pour pouvoir analyser sa structure. Les bords, cependant, étaient moins fortement pigmentés et montraient plus clairement qu'elle était constituée, en grande partie, par des cellules rondes, quelques cellules fusiformes et par du tissu fibreux.

Une partie de la choroïde, en dedans de la papille, était distinctement envahie par le sarcome, mais dans une faible étendue.

La choroïde, à la partie antérieure, était sans aucun doute enflammée et remplie de petites cellules.

La rétine était presque complètement détruite.

On en voyait un vestige tout près de la papille. Le nerf optique contenait plus de noyaux cellulaires qu'à l'état normal. La moitié de ce nerf, la plus rapprochée du sarcome, contenait du pigment qui s'y trouvait disséminé sans aucun ordre. Il n'y avait pas d'autre preuve de l'envahissement du nerf par la tumeur. La pigmentation n'atteignait pas tout à fait le point où le nerf avait été divisé lors de l'ablation de l'œil.

La malade fut admise de nouveau à l'hôpital, le 14 mars 1884, un mois environ après l'opération.

Nous devons les détails qui suivent à M. Lawfort, chirurgien de l'hôpital.

Après son départ, la malade n'avait éprouvé aucun symptôme anormal pendant quatorze jours. Mais au bout de ce temps, elle s'aperçut qu'elle avait, par intermittences, un brouillard devant l'œil droit. Il y avait un peu de photophobie et l'œil était légèrement injecté.

Œil droit. — Aucune congestion ciliaire, points très fins sur la face postérieure de la cornée, principalement au centre et à la partie inférieure ; pupille plutôt large, réagit bien à la lumière ; deux petits points pigmentés sur la capsule antérieure. T*n*.

Les renseignements suivants sont également dus à M. Lawfort.

Dans l'orbite gauche, on voit un petit nodule noirâtre qui occupe le centre du moignon. Il s'agit là probablement d'une récidive de la tumeur. Il n'y a aucune douleur. La malade est toujours très anémiée et amaigrie. Elle a de l'inappétence.

On ordonna des gouttes de sulfate d'atropine, qu'on fait mettre deux fois par jour dans l'œil droit. On conseilla de porter de larges conserves. La quinine fut administrée à l'intérieur.

18 *mars.* — La pupille droite a subi très légèrement l'action de l'atropine. On enlève le contenu de l'orbite gauche et l'on applique de la pâte au chlorure de zinc.

24 *mars. Œil droit* — Aucune congestion ciliaire. Pupille à demi dilatée.

10 *avril. OD.* — On peut encore voir quelques petits points disséminés dans la cornée. Il n'y a pas de synéchies. L'humeur aqueuse et le vitré sont transparents. La papille et les autres par-

ties du fond de l'œil paraissent saines, $Vc + 1D = \frac{20}{20}$ après atropine.

26 *avril*. — La malade quitte l'hôpital.

Le 8 novembre 1885 elle écrit que la vue est tout à fait bonne, mais qu'elle éprouve parfois de vives douleurs dans l'œil et dans la tempe.

OBSERVATION XIII — *Intra-ocular sarcoma exciting sympathetic Disease* (Ophtalmie sympathique produite par un sarcome intra-oculaire) par BRAILEY, assistant d'ophtalmologie à *Guy's Hopital*, oculiste à à l'hôpital Evelina

Elisa Masters, âgée de 29 ans, s'apercevait qu'avec son œil gauche elle ne pouvait voir les objets situés à sa droite. Bien des gens avaient remarqué, tout dernièrement, que cet œil commençait à loucher. Douze mois après, la vue était complètement perdue La malade n'avait eu aucune douleur qui vaille la peine d'être signalée. La vue de l'œil droit commença à faiblir trois semaines avant son entrée.

Quand on la vit pour la première fois, le 8 août 1882, l'œil droit était atteint de kératite ponctuée ; la pupille était dilatée par l'atropine, bien que l'iris fût terne et qu'il restât une légère rougeur ciliaire. Il y avait une névrite optique très nette. T*n*.

L'œil gauche avait T — 1. Il était évidemment sur le point de s'atrophier et la sclérotique de la région ciliaire était plissée à la partie supérieure. La cornée était aplatie, trouble et vascularisée, la pupille large et comblée par une mince couche de lymphe. Le fond de l'œil était inéclairable.

Examen après énucléation, 18 août 1882.

L'iris était refoulé en avant. Sa surface postérieure était adhérente à la capsule du cristallin. De son bord pupillaire une mince couche de lymphe s'étendait sur la pupille tout entière. La rétine était décollée en forme d'ombrelle. Une tumeur sarcomateuse occupait la partie supérieure et interne de la choroïde. Son bord empiétait sur la papille et l'entourait complètement. Cette tumeur mesurait environ 10 millimètres d'avant en arrière et transversalement.

Sur une coupe, elle présentait une surface grisâtre vasculaire à travers laquelle une grande quantité de pigment était irrégulièrement répandue.

L'*examen microscopique* démontra que la tumeur était formée de petites cellules rondes qui, en certaines parties, étaient pigmentées ; dans deux endroits, en particulier, on aurait dit du charbon. Vers le centre du globe, la tumeur s'amincissait graduellement, tandis que sur le côté externe de la papille elle se terminait brusquement sous la forme d'un bord très convexe. La choroïde, à une petite distance de la tumeur, contenait encore un nombre considérable de cellules sarcomateuses. Le pédicule de la rétine décollée, voisin du centre de la papille, était enserré, par la choroïde sarcomateuse, très augmentée de volume. Elle était fortement pigmentée et de nombreuses petites cellules semblables à celle de la tumeur, la plupart riches en pigment, l'infiltraient. Beaucoup d'entre elles envahissaient le nerf optique jusqu'à une distance de 2 millimètres.

Le reste de la choroïde montrait les lésions inflammatoires décrites par l'auteur (*Trans. Internat. Med. Congress. London*, 1881) comme caractéristiques de la choroïdite maligne qui produit l'affection sympathique. Le corps ciliaire présentait des lésions également typiques de la même affection. Son pigment avait proliféré d'une façon irrégulière. L'iris était aussi enflammé, mais il avait dû l'être beaucoup plus à un moment donné.

Milles rapporte la marche ultérieure de l'affection de l'œil droit. L'état ne changea pas jusqu'au 7 septembre, alors, on s'aperçut que les points qui existaient sur la cornée diminuaient : la névrite optique était à peu près dans le même état.

Trois semaines plus tard, la malade quitta l'hôpital ; la papille était encore enflammée. L'acuité visuelle ne fut examinée à aucun moment.

Neuf mois après on vit la malade de nouveau. Elle avait

employé l'atropine presque continuellement depuis son départ. On trouva alors l'œil normal sous tous les rapports.

A propos de ce cas, il faut remarquer que ce n'est pas le sarcome lui-même qui a donné naissance à l'ophtalmie sympathique, mais l'uvéite qu'il a produite, de sorte que, les lésions inflammatoires dans chaque œil sont pour l'auteur absolument typiques de l'inflammation survenant avec ophtalmie sympathique. Malgré les nombreux préjugés contre l'énucléation, ce cas, ajouté à beaucoup d'autres, nous fournit un nouvel exemple de l'influence favorable exercée sur l'ophtalmie sympathique par l'ablation de l'œil qui avait déterminé l'affection.

Observation XIV — *Recovery from sympathetic ophtalmia induced by a sarcoma of the choroide* (Cas d'ophtalmie sympathique produite par un sarcome de la choroïde) Lu à la section d'ophtalmologie à la 40e réunion annuelle de l'Association médicale américaine en juin, 1898 par F c Holtz M D de Chicago.

M. M..., âgé de 26 ans, homme robuste, de vie régulière, remarqua, en août 1887, un affaiblissement progressif de la vue de l'œil droit. Vers la fin de septembre la vue était complètement perdue. Jusqu'à cette époque, il n'avait éprouvé aucune souffrance, ni dans l'œil, ni dans les environs. Mais, pendant le mois d'octobre, il eut des crises fréquentes de violentes douleurs. Celles-ci siégeaient dans l'œil et s'irradiaient dans le côté de la tête.

Le 29 octobre, après une violente attaque de céphalalgie, M. M. m'appela en consultation et l'examen de l'œil révéla les signes suivants : « léger œdème de la paupière supérieure, engorgement des vaisseaux conjonctivaux et épiscléraux, cornée trouble et dépolie, chambre antérieure profonde, pupille immobile et extrêmement dilatée, cristallin transparent, mais corps vitré ne se laissant pas pénétrer par la lumière, T + 3 ; aucune perception lumineuse LEV $= \frac{20}{20}$ avec 2 D, fond d'œil normal.

Comme la vue s'était éteinte lentement et sans la moindre douleur, avant qu'aucun de ces violents symptômes de glaucome n'apparaissent, il semblait fort vraisemblable que l'état glaucomateux était causé par une tumeur intra-oculaire. C'est pourquoi on pensa qu'il était urgent d'enlever l'œil, mais, comme toujours, le malade n'était pas disposé à subir cette intervention sur-le-champ.

Cependant, après avoir subi de violentes attaques d'hémicranie, il désira ardemment être débarrassé de la cause de sa souffrance et le 5 novembre l'œil fut énucléé. Les instruments furent désinfectés avec l'acide carbonique (5 pour 100), l'orbite et la paupière furent lavées avec la solution de sublimé à 1 pour 5000, la plaie fut recouverte de gaze aseptique et saupoudrée d'iodoforme.

Le jour de l'opération, et les jours suivants, quand j'examinai le malade chez lui, je ne remarquai rien d'anormal à l'examen externe de l'œil gauche. Il n'y avait donc là aucune raison particulière pour employer l'ophtalmoscope. Le malade n'avait éprouvé, en effet, aucun trouble de la vue et n'avait souffert aucunement de l'œil gauche. Comme la guérison faisait des progrès réguliers, je dis au malade de revenir à mon cabinet deux ou trois jours après. Il ne vint que le 12 novembre, parce qu'aucun symptôme anormal ne s'était manifesté du côté droit. Mais depuis deux jours, disait-il, son œil était rouge, sensible à la lumière et sa vue lui paraissait affaiblie. On constata l'exactitude de ces faits, V étant seulement de $\frac{20}{30}$. Légère injection périkératique, cornée et chambre antérieure transparentes ; pupille de grandeur moyenne, nombreuses synéchies postérieures qui furent toutes facilement rompues par quelques instillations de duboisine. Quand la pupille fut complètement dilatée, son champ présentait un aspect très particulier à l'éclairage oblique. Dans le centre, il y avait un espace clair correspondant exactement, en grandeur et en forme, à l'aspect de la pupille avant l'emploi de la duboisine. Les contours de l'espace clair étaient marqués par un cercle de points brunâtres tres fins (pigment laissé par les synéchies). En dehors de ce cercle, la surface antérieure du cristallin était couverte d'une membrane formée d'innombrables fibres minces et courtes, de couleur brun clair. Elles avaient une courbure irrégulière et s'entremêlaient en formant un réseau peu solide. Cette membrane était très visible à l'éclairage oblique, elle n'offrait, et cela était étonnant, qu'un petit obstacle à l'examen ophtalmoscopique, à l'aide duquel on ne put découvrir aucun trouble dans le vitré et dans le fond de l'œil. Sous l'influence de la duboisine, la pupille fut maintenue dilatée et l'injection périkératique disparut lentement. D'ailleurs, aucun changement ne survint pendant les dix derniers jours. Dans la nuit du 24 novembre, un incendie se déclara près de l'habitation du malade. Celui-ci se tint pendant fort longtemps à une fenêtre ouverte pour voir le feu et il eut froid. L'œil devint très rouge, douloureux et sensible au toucher. Tous ces symptômes cependant s'étaient calmés sous l'influence de fomentations chaudes et de séjour constant à la chambre noire. Dans la nuit du 9 décembre, le malade se donna accidentellement un coup de doigt sur l'œil.

Le matin (10 décembre), sa vue avait tellement baissé qu'il ne pouvait reconnaître personne près de lui. Conjonctive de la paupière inférieure rouge et tuméfiée, abondante sécrétion de mucus ; forte injection périkératique, cornée striée d'opacités interstitielles, partie inférieure de l'iris enflammée et terne. La pupille était aussi bien dilatée qu'auparavant. On employa la cocaïne, de concert avec la duboisine, et l'œil s'améliora, de sorte que, le 17 décembre, la cornée était de nouveau claire et brillante; V bonne ; le fond de l'œil que l'on put voir très bien avec l'ophtalmoscope était normal. Mais cet état favorable ne dura pas longtemps. Le 20 décembre, en effet, on inscrivait : « Injection périkératique augmentée, cornée rayée, exsudats épais le long du bord inférieur de la pupille. » L'état empira de jour en jour, la cornée devint très trouble, l'iris s'enflamma, la pupille se contracta et le globe de l'œil devint sensible au toucher. Finalement, la tension eut une augmentation notable. L'œil semblait perdu : car une iridectomie, dans des circonstances pareilles, ne promettait rien de bon. Sans iridectomie, la pupille pouvait être obstruée par l'inflammation et la vue perdue par suite de l'augmentation de tension. Que pouvait-on faire pour parer à ce terrible sort ? Tel était le problème que je m'efforçais de résoudre alors que j'étais assis près du lit du malade. J'examinai soigneusement chaque symptôme et j'observai journellement les changements qui survinrent dans l'œil. Jusqu'alors on avait toujours fait usage de la duboisine. Lorsque l'inflammation augmenta et que la pupille eut tendance à se rétrécir, le mydriatique fut employé plus fréquemment. Mais je m'aperçus vite que lorsqu'il était instillé, l'œil semblait être le plus souvent plus mal et je fus vite persuadé que la marche peu favorable de la maladie devait être due au collyre. On cessa alors de l'employer et des sangsues furent appliquées à la tempe. Au bout de deux jours, les symptômes les plus alarmants avaient disparu et la pupille, au lieu de se rétrécir, devint aussi large qu'avant l'usage du mydriatique et elle conserva cette grandeur à partir de ce jour.

Quand on eut cessé l'usage de la duboisine, l'œil ne montra jamais des symptômes aussi graves et aussi alarmants, bien que pendant les mois de janvier, février et mars, il y eût des attaques fréquentes, mais légères, d'inflammation de la cornée et de l'iris. Ces accidents atténuaient ainsi la confiance que j'avais dans l'action des sangsues. Celles-ci avaient été appliquées alternativement à la tempe et dans le voisinage de l'angle interne de l'œil. L'effet qu'elles produisaient sur l'œil était si immédiat, que la femme du malade, qui montrait un excellent jugement aussi bien qu'une bonne observation, s'en aperçut à plusieurs reprises. Quand elle vit l'œil rougir, elle appliqua des sangsues sans m'avoir d'abord demandé mon avis et obtint le succès désiré. Elles furent appliquées au moins une douzaine de fois et jamais elles n'échouèrent.

Ici l'auteur donne le relevé des notes du mois de janvier pour montrer l'action prompte et efficace des sangsues.

En février et en mars, les intervalles d'accalmie devinrent plus longs, et après le commencement d'avril l'œil devient indemne de toute irritation. Vers le 14 avril, la cornée s'était éclaircie à tel point que l'examen ophtalmoscopique (le premier depuis novembre) put être fait.

L'examen de la vue amena une autre surprise. L'œil qui auparavant avait une hypermétropie de $\frac{1}{18}$ était actuellement myope de $\frac{1}{36}$ $V = \frac{20}{40}$.

Pour compléter l'histoire de ce cas, je dois donner un bref compte rendu de l'examen de l'œil énucléé.

Il contenait un gros sarcome mélanique qui prenait naissance dans la partie nasale du fond de l'œil et remplissait la plus grande partie du corps vitré. En avant, la tumeur s'était avancée jusqu'au cercle ciliaire, en dehors, elle était sur le point de perforer la sclérotique et en arrière elle s'étendait jusqu'à une ligne, 6 millimetres, de la papille. La moitié nasale de la choroïde avait entièrement disparu dans la tumeur; la portion temporale montrait tous les signes d'une forte cyclochoroïdite plastique. La rétine était complètement décollée et le corps vitré avait naturellement disparu.

A l'examen microscopique, la tumeur montra la structure bien connue du sarcome à cellules rondes avec de nombreuses cellules pigmentaires. En certains endroits, celles-ci l'emportaient à tel point qu'elles formaient des taches très noires. La papille et le nerf optique n'étaient pas envahis par le sarcome et ne montraient pas de changements dans leur structure. La gaine du nerf était gonflée et son tissu conjonctif contenait de nombreuses cellules embryonnaires ; l'espace intervaginal était distendu et contenait de la fibrine et des globules blancs.

Pour terminer, je tiens à dire que, malgré l'apparition de l'ophtalmie sympathique après l'énucléation, admettre un rapport de cause à effet entre cette opération et l'ophtalmie sympathique est en contradiction absolue avec ce que l'expérience nous a appris Il n'y a dans la science aucun cas dans lequel les symptômes d'une iritis sympathique aient été aussi fortement marqués, cinq jours après un traumatisme ou une opération. De plus, je m'imagine que si l'œil avait été examiné, entre le second et le cinquième jour, on aurait pu vraisemblablement, même à cette époque, constater les premiers indices de l'inflammation.

ANALYSES BIBLIOGRAPHIQUES DE FUCHS

Observation XV — Lawrence.

Femme, 34 ans.

Œil droit.

Anamnèse. Troubles de la vue depuis 14 mois. Opacités du corps vitré, décollement de la rétine en dehors, douleurs depuis quelques mois, iridectomie. L'œil devient plus mou.

Œil gauche. Opacité commençante du corps vitré. Hyperémie de la rétine.

État *au moment de l'opération*. — Œil atrophié, cataracte.

Tension +.

Opération : énucléation.

Siège : remplit la partie antérieure du corps vitré.

Histologie. — Tumeur maligne. Dans la partie inférieure, plaque cartilagineuse.

Observation XVI — Schuppel.

Homme, 40 ans.

Œil. OG.

Anamnèse. Des fragments de bois pénétrèrent dans l'œil, il y a trois ans. Inflammation purulente. Amélioration après iridectomie, puis douleurs de nouveau.

État *au moment de l'opération.* — Bulbe phtisique.

Opération. — Énucléation.

Suites. L'œil droit devient également phtisique apres l'opération. Mort deux ans après.

État anatomique. — Pas de tumeur dans l'œil droit.

Dans le foie nodules carcinomateux. Cellules carcinomateuses dans le foie et dans les capillaires spléniques.

Grosseur et forme. De la grosseur d'une cerise demi-ronde.

Histologie?

Observation XVII. — Knies Knapp, *'s A.*, VI, B. 1 abth., p. 158

Sexe. — Femme.

Age ?

Œil ?

Anamnèse. — Depuis longtemps, état glaucomateux avec iridochoroïdite de l'autre œil. Iridectomie infructueuse.

État de l'œil avant l'opération. — État glaucomateux.

Tension +.

Opération. — Énucléation.

Suites. Iridochoroïdite de l'autre œil non améliorée.

Forme et grosseur. Diamètre, 10 à 12 millimètres.

Siège. — En dehors de la papille, envahit la choroïde jusqu'au niveau de l'équateur.

Histologie. — Cellules rondes et fusiformes.

État des autres parties de l'œil. — Cyclite, décollement total de la rétine.

Observation XVIII. — Nieden. Rapport fait au congrès international d'ophtalmologie d'Edimbourg, 1894. Analysé dans les Archives d'ophtalmalogie de 1894, page 523. *Ophtalmie sympathique après un sarcome de la choroïde.*

Nieden. — Il s'agit d'une jeune fille de 21 ans qui fut opérée d'énucléation pour une iritis plastique consécutive à un décollement de la rétine et l'opération était motivée par des phénomènes sympathiques, l'œil énucléé contenait un sarcome sans pigment.

M. Deutschmann — J'ai examiné cette pièce fort intéressante et j'ai vu, qu'a côté du sarcome, cet œil contenait des micro-organismes qui avaient fusé jusque dans le tronc du nerf optique. L'existence, sur les deux yeux, d'une inflammation irienne similaire parle en faveur d'une diffusion des produits de l'infection ; cette infection, dans l'espèce ici était de nature endogène.

CONCLUSIONS

1° Dans la très grande majorité des cas, les tumeurs intra-oculaires provoquent du glaucome dans les yeux qui les contiennent. Cependant on trouve un certain nombre de faits dans lesquels, avec ou sans glaucome préalable, il s'est développé une violente iridocyclite.

2° Cette iridocyclite affecte le plus souvent la forme plastique, elle entraîne quelquefois l'atrophie du globe. Elle peut revêtir la forme sympathique.

3° L'existence de cette iridocyclite doit être parfaitement connue au point de vue clinique. Si l'on n'était prévenu en, effet, elle pourrait faire penser à une inflammation oculaire syphilitique ou tuberculeuse en présence d'une masse néoplasique, alors qu'il s'agirait d'une tumeur maligne nécessitant à bref délai l'énucléation.

BIBLIOGRAPHIE

1862. PAGENSTECHER. — *Wurzburgen medicinische Zeitschrift*, p. 407.

1864. GRAEFE. — Zur Casuistick der Tumoren. *Arch. für opht.*, XI, p. 216.

1865. LAWRENCE. — Ophtalmic review, n° 8, octobre.

1866. GRAEFE. — *Graefe Archiv.*, v. XII, ch. II.

1868. KNAPP. — Die intraocularen Geschwulste. Carlsruhe.

— SCHUPPEL. — *Archiv. der Heilkunde*, p. 387,

1872. KNAPP. — *Knapp's* (A), t. I B, ch. II, p. 208.

1873. BRIÈRE. — *Thèse*, Paris. Sur le sarcome mélanique de la choroïde.

1876. HIRSCHBERG. — Beitrage zur pathologischen Topographie des Auges. *Arch. für opht.*, XXII, ch. IV, p. 142.

1879. PANAS et RÉMY. — Anatomie pathologique de l'œil. Angiome caverneux de la choroïde, p. 59.

1880. NOYES. — *Knapp's* (A), v. IX, p. 140.

1882. FUCHS. — Das Sarkom des Uvealtractus. Wien.

1885. VOSSIUS. — Ein Fall Tumor choroideae, welcher unter dem Bilde einer plastichen Iridocyklitis zur Erblindung geführt hatte. *Arch. für opht.* Berlin, XXXI, chap. II, p. 147-160.

1886. MILLES. — Two cases of intra-ocular Sarcoma producing Sympathetic ophthalmitis. *Opth. Hosp. Report*, vol. XI, ch. I, p. 43.

1886. Brailey. — Intraocular Sarcoma exciting sympathetic disease. *Opth. Hosp. Rep.*, janvier.

1890. Holtz. — Recovery from sympathetic opthalmia induced by a sarcoma of the choroïd. *Journ. Amer. med. Ass.* Chicago, XIV, p. 268-270.

— Limbourg. — A case of leucosarcoma of the iris with iritis serosa. *Arch. of opth.* N.-Y., XIX, p. 239-244.

— Guende. — Recueil d'ophtalmologie, juin. Tumeur métastatique.

1891. Freudenthall. — Ueber das Sarkom Uvealtractus. *Arch. für opthal.*, t. 37, p. 138.

1892. E. Berger. — Anatomie normale et pathologique de l'œil,

— Bouquet. — *Thèse,* Paris. Sur les tumeurs métastatiques de l'œil.

1894. Nieden. — Ueber sympatische Entzündung in Folge von Sarkom der choroïdea. Rapport fait au Congrès international d'ophtalmologie d'Edimbourg. Reproduit dans les *Archives d'opht.* (1894), p. 523.

— Panas. — Traité d'ophtalmologie, t. I.

1896. Rochon-Duvigneaud. — Diagnostic, pronostic et traitement des tumeurs intra-oculaires. *Gazette des hôp.*, p. 877.

— A. Terson. — Maladies de l'œil. Traité de chirurgie (Le Dentu, Delbet), tome V.

— Schobl. — Cryptoglioma retinae Hirsberg's. *Centralblat. f. prak. Augen.*, mai-juin.

1897. Baudoin. — *Thèse,* Paris. Du sarcome mélanique du tractus uvéal.

— Wintersteiner. — Das Neuroepithelioma Retinae.

1898. Panas et Rochon-Duvigneaud — Recherches anatomiques sur le glaucome et les tumeurs intra-oculaires.

CHARTRES. — IMPRIMERIE DURAND, RUE FULBERT.

www.ingramcontent.com/pod-product-compliance
Ingram Content Group UK Ltd.
Pitfield, Milton Keynes, MK11 3LW, UK
UKHW020942180726
13838UKWH00003B/1080